D1529833

Homeopatía práctica
para el bebé y el niño

JEAN-PAUL NOWAK Y JOLIOT NGUYEN TAN HON

Homeopatía práctica para el bebé y el niño

De los primeros días a los primeros años

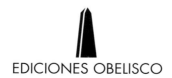

EDICIONES OBELISCO

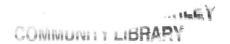

Si este libro le ha interesado y desea que le mantengamos informado de
nuestras publicaciones, escríbanos indicándonos qué temas son de su interés
(Astrología, Autoayuda, Ciencias Ocultas, Artes Marciales, Naturismo,
Espiritualidad, Tradición...) y gustosamente lo complaceremos.

Puede consultar nuestro catálogo en www.edicionesobelisco.com

*Los editores no han comprobado la eficacia ni el resultado de las recetas, productos, fórmulas
técnicas, ejercicios o similares contenidos en este libro. No asumen, por lo tanto, responsabilidad
alguna en cuanto a su utilización ni realizan asesoramiento al respecto.*

Colección Salud y Vida Natural
Homeopatía práctica para el bebé y el niño
Jean-Paul Nowak y Joliot Nguyen Tan Hon

1.ª edición: mayo de 2009

Título original: *Homéopratique du bébé et de l'enfant*

Traducción: *Josep Escarré*
Maquetación: *Natàlia Campillo*
Corrección: *M.ª Ángeles Olivera*
Diseño de cubierta: *Marta Rovira*
Ilustraciones: *Steve Cuzor*

© 2006, Editions Jouvence
Editions Jouvence S. A.
Chemin due Gillon 20, case 143, CH-1233 Bernex, Suiza
www.editions-jouvence.com
© 2009, Ediciones Obelisco, S. L.
(Reservados los derechos para la presente edición)

Edita: Ediciones Obelisco S. L.
Pere IV, 78 (Edif. Pedro IV) 3.ª planta, 5.ª puerta
08005 Barcelona - España
Tel. 93 309 85 25 - Fax 93 309 85 23
E-mail: info@edicionesobelisco.com

Paracas, 59 C1275AFA Buenos Aires - Argentina
Tel. (541-14) 305 06 33 - Fax: (541-14) 304 78 20

ISBN: 978-84-9777-546-5
Depósito Legal: CO-293-2009

Printed in Spain

Impreso en España en Taller de libros, S. L.
Juan Bautista Escudero, parc. 10-14 - 14014 Córdoba

Homenaje

El Dr. Jean-Paul Nowak rinde aquí un profundo homenaje a su amigo, el Dr. Jolit Nguyen Tan Hon, que falleció a principios de este nuevo milenio.

Agradecimientos

Los autores desean dar las gracias a la Dra. Martin Capelle: la redacción de esta obra no habría sido posible sin su preciada ayuda como especialista en pediatría.

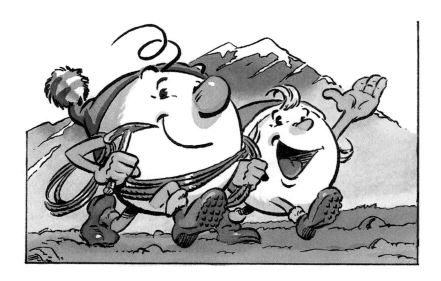

¡Hola!

Hemos invertido mucho tiempo para poder llegar hasta vosotros...
Ha sido necesario atravesar los Alpes y, por fin, gracias a Suiza y a Ediciones Obelisco, ¡aquí estamos!

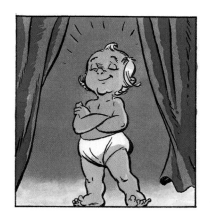

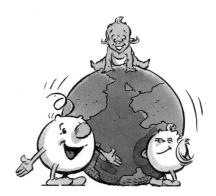

También hemos tenido que dejar un poco de sitio... ¡porque aquí la estrella es el bebé!

Es un ser único. Acaba de nacer gracias a ti. Parece muy frágil, pero no tengas miedo... No es el primer bebé que llega a la Tierra.

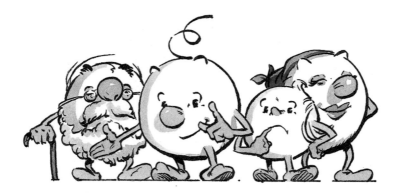

Aprende a pedir consejo a la gente que te rodea. Tu abuela, tu madre, tus tías y tus amigas estarán encantadas de ayudarte.

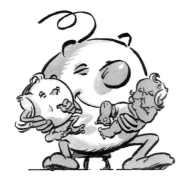

Con un poco de sensatez y todo lo que aprenderemos vas a saber cuidar muy bien de él. ¡Juntos vamos a «mimarle»!

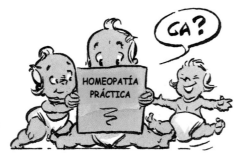

¡Los mejores cuidados y salud para tu bebé!

La vida antes de la vida

Las ecografías y otras técnicas nos han aportado nuevos conocimientos sobre la vida intrauterina. Muy pronto, el bebé vive
todo un mundo durante el período en el que permanece en tu
vientre. Al principio funciona de una forma muy refleja: un estí-
mulo desencadena una o varias reacciones. Después, en función
del desarrollo de su sistema nervioso (cerebro, médula espinal),
existen comportamientos adaptados y autónomos.

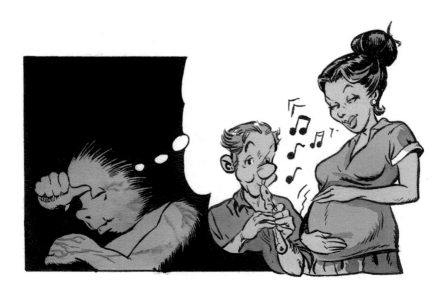

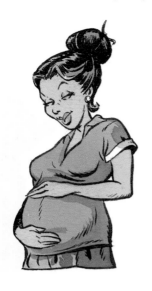

• A partir de los 3 meses y medio, el comportamiento del bebé es muy rico: sobresaltos; movimientos del tronco, de los brazos, de las piernas y de la cabeza; hipo, succión (del dedo pulgar); deglución y bostezos. Esta actividad intrauterina depende del desarrollo del cerebro y de las percepciones del mundo «exterior» del bebé.

• El bebé puede oír a partir de la semana 27. Reacciona ante los sonidos, acercándose o alejándose de su lugar de origen. Percibe más a través de la piel de lo que puede oír a través de sus oídos. Percibe la voz de la madre a través de todo el cuerpo de ésta. Cuando ella canta, los sonidos agudos son atenuados, pero los graves penetran y hacen vibrar todo el cuerpo del bebé, como una caricia. El bebé también oye la voz de su padre a través del vientre de su madre; oye incluso mejor la de él que la de ella. Así pues, el bebé será capaz de distinguir más adelante entre esa voz (la de «su» padre) y las demás.

• Cada vez que la madre experimente una emoción, la transmitirá al bebé a través de sus hormonas: al bebé se le acelerará el pulso y se excitará; «vive» esa emoción al mismo tiempo que su madre.

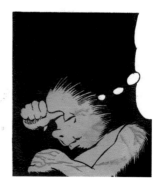

• La piel del bebé está en contacto con el cuerpo de su madre. Cualquier movimiento, cambio de postura o paso de la madre frotarán y masajearán la espalda del bebé, que reaccionará cambiando de posición. Este sistema de comunicación con el feto se llama *haptonomía*.

• El bebé puede oler: un olor agradable o desagradable provoca también cambios de posición o del ritmo cardíaco. Y también puede ver: por ejemplo, cuando una luz se proyecta sobre el vientre de su madre.

• El líquido amniótico contiene azúcar, sal, un poco de ácido cítrico, proteínas y ácido láctico (¡se parece al yogur!). Y también está perfumado: la madre lo perfuma con sus olores, con sus colonias, con el aroma de los campos y los bosques, con los alimentos que ingiere y con el hombre de su vida. El bebé se baña en este líquido, lo deglute (de 3 a 4 litros diarios) y se impregna de esos olores. Más adelante los recordará.

• Los centros nerviosos del bebé aún no funcionan como los nuestros. Su conciencia se nutre de todas las percepciones que le llegan y que van a estructurarla, permitiendo las conexiones de sus neuronas y el desarrollo de su cerebro.

• A partir de la semana 26, los bebés ya se diferencian unos de otros. Algunos patalean mucho, mientras que otros son muy tranquilos. La «máquina de soñar» ya está en marcha. El bebé tiene memoria, que se basa sobre todo en las reacciones de placer y disgusto nacidas de las relaciones y la interacción entre él y su madre; el bebé revive estos recuerdos, los mezcla en su imaginario y los repasa en sus sueños mientras duerme.

• A los 7 meses, el bebé ya tiene todos los órganos (incluido el cerebro), es capaz de experimentar emociones y comunicarse con el mundo exterior; puede soñar y escuchar y memorizar una lengua extranjera.

• Alrededor del noveno mes, el bebé actúa por sí solo, toma la iniciativa de sus comportamientos, es autónomo. Se mueve cuando su madre está tranquila y la despierta cuando ella está durmiendo. ¡Es (ya) el principio de la separación!

• El «ambiente» del embarazo condiciona, pues, el estado en el que se encontrará el bebé cuando nazca: ha vivido su «vida antes de la vida» en tu vientre.

• Cuando nace, el bebé es un ser completamente sensible. Así pues, no llega al mundo como una página en blanco, sino con los conocimientos adquiridos durante su vida intrauterina, que harán que el bebé sea «vuestro» bebé, con sus preferencias, sus gustos y también su (¿mal?, ¿buen?) carácter.

La vuelta a casa

A menudo, se trata de un momento difícil: os vais a enfrentar, junto con el bebé, a muchísimos problemas.

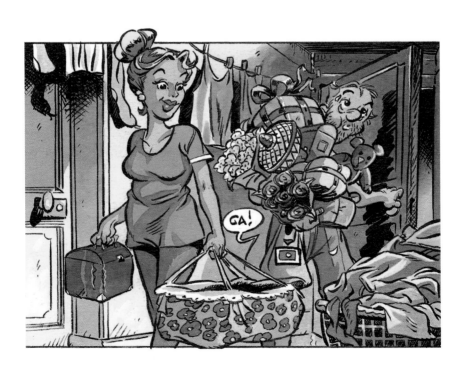

• Se recomienda no trabajar para poder recuperarse del parto y conocer al bebé.

• En general, saldrás de la clínica el cuarto o quinto día después de dar a luz y entonces serás tú quien estará completamente a cargo del bebé. Si se trata de tu primer hijo, vas a vivir una de las aventuras humanas más hermosas: la eclosión a la vida de tu bebé. No es demasiado difícil; basta con que seas sensata y te dejes ayudar por tu marido, tu familia, tu pediatra y por un sinfín de libros (¡incluido éste!).

• Después del parto pueden presentarse algunos problemas ginecológicos, de posparto, sexuales o una «depresión», llamada también «baby blues». ¡Infórmate!

• Por la noche, el bebé tiene que mamar: *véase* «lactancia» en la página 21. El séptimo día se produce un descenso de las subidas de la leche materna; basta con esperar a la segunda subida de la leche.

• Puede que el hermano o hermana mayor esté celoso del bebé; tratará de acapararte, sobre todo mientras le estés amamantando. Tal vez se muestre agresivo contigo por miedo a perder algunos de sus derechos. La crisis de celos puede desencadenarse de inmediato o algunos meses después del nacimiento. Ayuda a tu hijo a aceptar la llegada del bebé.

• Durante el embarazo, explícale a tu hijo que estás esperando a su hermanito (o hermanita) en tu vientre; déjale participar en el desarrollo del bebé, en la preparación del parto y en los regalos que le va a hacer.

• Un niño celoso no es malo, ¡pero sufre! Demuéstrale que le comprendes. Es inútil reprenderle o imponerle un comportamiento afectuoso. La

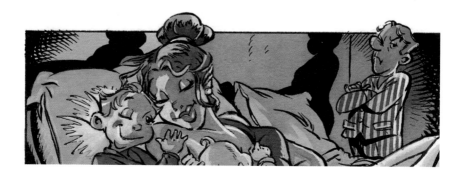

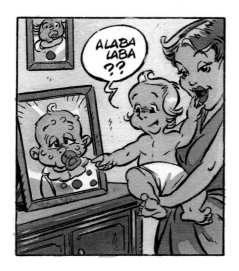

base de los celos es la frustración: acaban de quitarle el sitio en la relación de privilegio que mantenía con su madre.

• Durante este período, el padre puede ocuparse más del hermano mayor.

• Muéstrate muy solícita con el hermano mayor, en especial durante los primeros días, a fin de que no se sienta desplazado.

• El bebé tiene granos en la cara; se trata del «acné del bebé», una reacción de la piel a la impregnación hormonal de la madre, como la mamitis (la hinchazón de los pezones) o las pequeñas reglas de las niñas. Estos «problemas» desaparecen de forma espontánea o con un tratamiento local.

• ¡El bebé bizquea de mala manera! ¡Es algo normal hasta los 4-5 meses!

• ¡El bebé siempre tiene los ojos llorosos! Se trata de un conducto lagrimal obturado; sanará solo en 3-4 meses. En caso contrario, hay que consultarlo.

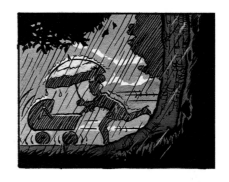

• ¿Qué hay que hacer cuando llora? ¿Dejarle llorar? ¿O bien mimarle y mecerle? ¡Sigue tu instinto! A esta edad, si el bebé se echa a llorar, es por alguna razón: tiene hambre, algún pequeño cólico o ganas de que le acunes… Hay bebés que lloran al anochecer, sin que se sepa por qué lo hacen: en ese caso, déjale que llore. Poco a poco irás conociéndole y podrás analizar mejor sus llantos.

•¡El bebé sigue llorando durante la noche! El bebé empieza a dormir por la noche a partir de los dos meses. ¡Ya falta poco! Si se duerme a las 6 de la tarde y llora a las tres horas, despiértale hacia las 11 de la noche: puede que eso evite que se despierte durante la noche.

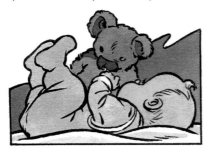

• Hace un día estupendo: ¿puedo sacarle a pasear? Podéis hacerlo incluso cuando no haga buen tiempo; basta con taparle bien y llevarlo en el cochecito: así no pasará frío. Y si le llevas en la mochila, estará calentito y feliz al sentirse en contacto con tu cuerpo.

• ¡Ya ha pasado un mes! ¡Hay que ir al médico! Hasta los seis meses, hay que llevarle al médico una vez al mes; es el momento de plantear todas las preguntas que se te ocurran y de hablar con el pediatra.

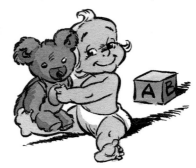

La evolución del bebé

Todo lo que se comenta aquí se hace a título indicativo. Cada bebé tiene su propio potencial evolutivo. Algunos se sientan muy pronto, mientras que otros son más precoces a la hora de hablar o jugar.

• Al principio, el bebé tiene los brazos y las piernas replegados y las manos cerradas; sus miembros son muy tónicos; por el contrario, el tono muscular a nivel de cabeza y de espalda es muy flexible…

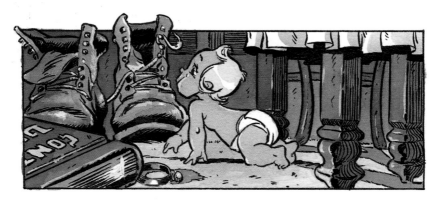

• Poco a poco va desapareciendo la redondez de los miembros y su tono muscular disminuye; el del cuello y luego el del tronco, en cambio, aumentan, lo que permite al bebé sostener la cabeza y, más adelante, sentarse.

• De forma progresiva, el bebé se desplaza y aprende a «arreglárselas» solo.

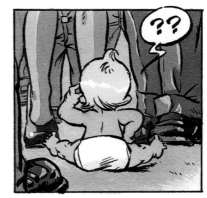

• Al mismo tiempo, el bebé descubre su entorno: a su madre, a su padre y a su hermano, pero también a los abuelos, a los tíos y a las tías; serás tú quien le enseñará a reconocer a todas esas personas y a hacerle sentir el afecto mutuo que os tenéis.

• Luego, el bebé descubre el lugar en el que vive y los objetos que le rodean. Primero de forma pasiva, mirándolos, y luego tomándolos entre sus manos, cada vez con mayor seguridad.

• Cuando se desplaza, explora todo lo que hay a su alrededor. Por otra parte, distingue su entorno inmediato del ajeno. Asimismo, el bebé empieza a balbucear y luego a emitir sonidos cada vez más elaborados para comunicarse. Alrededor del año, ya tiene una jerga muy establecida y con muchas entonaciones.

• Algunos puntos de referencia:

El primer año está marcado por:
– la adquisición de la movilidad
– la prensión de los objetos
– una jerga
– el reconocimiento y la diferenciación entre la gente que le rodea.

Y el segundo año por:
– el lenguaje
– la higiene.

Lactancia

La leche materna es, sin duda alguna, la más indicada para el bebé. Su composición es ideal y además aporta anticuerpos al niño. Sin embargo, un componente esencial es también tu deseo de amamantar, al cual ya haremos mención.

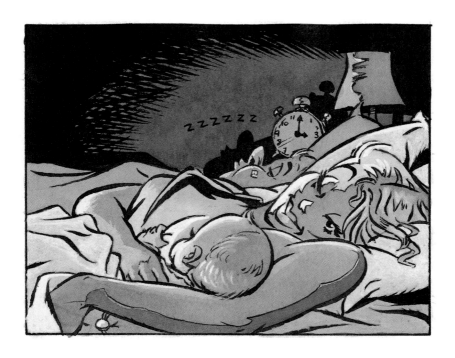

La IHAN (Iniciativa Hospital Amigo de los Niños) ha formulado las siguientes recomendaciones (aprobadas por la OMS):

• Informar a las mujeres de las ventajas de la lactancia materna. Para el bebé, la leche materna es el alimento que se adapta a sus necesidades: con su composición, que varía de una madre a otra, de un niño a otro y de un momento a otro, contiene todos los nutrimentos indispensables para un óptimo crecimiento.

La leche materna permite evitar al bebé numerosas enfermedades infecciosas y aumenta sus defensas contra ellas. La OMS y la UNICEF recomiendan una lactancia exclusiva durante los 4-6 primeros meses y una lactancia mixta hasta los dos o más años.

En cuanto a la madre, favorece la involución uterina, evita las anemias, protege del cáncer de mama y de ovario y funciona como método anticonceptivo. Constituye un vínculo único entre la madre y el bebé con importantes beneficios psicológicos. Supone un ahorro para la familia (no hay que comprar leche ni material para calentarla y esterilizarla) y para la sociedad (gastos médicos debidos a las enfermedades inducidas por la lactancia artificial).

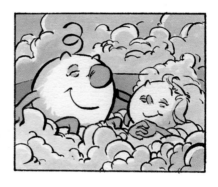

• Ayudar a las madres en la lactancia a partir de la media hora después del nacimiento. Los reflejos de búsqueda (la acción de encontrar el pezón) y succión alcanzan su punto máximo durante las dos primeras horas (y reaparecen en general 48 horas más tarde). En ese momento es importante dejar al bebé en contacto con su madre (sobre el vientre).

• Enseñar a las madres a practicar la lactancia en el seno y mantenerla, aun cuando estén separadas del bebé. La producción de leche está asociada a factores ajenos a la voluntad, pero también a la estimulación eficaz del pezón. Por este motivo es importante darle el pecho al bebé cuando lo pida, para que de este modo la producción se adapte a sus necesidades. Para una succión eficaz, el bebé debe agarrarse todo cuanto le sea posible a la areola del pecho; si sólo se agarra a la mama podrían producirse grietas. La posición debe permitirle mamar y tragar con comodidad.

• No dar al bebé ningún alimento ni líquido salvo la leche materna, excepto si lo ha prescrito el pediatra. El bebé no necesita más que la leche de su madre (calostro durante las primeras horas). Introducir otros alimentos (agua, leche maternizada, glucosa) perturba la adaptación del sistema digestivo y renal del bebé. La administración de otros alimentos dificulta asimismo, la producción de leche, ya que, al mamar menos, la glándula mamaria está menos estimulada y trabaja menos, lo que disminuye la síntesis de leche.

• Dejar al bebé con su madre las 24 horas del día; no hay que separarle de ella ni siquiera durante la noche, ya que su presencia le estimula. De esa forma podrá comunicarle más fácilmente sus ganas de mamar y ella podrá atenderle rápida y eficazmente.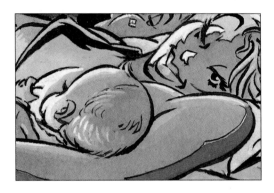

• Alentar la lactancia cuando el bebé lo solicite; no hay que limitar ni la duración ni la frecuencia de los amamantamientos (de 8 a 12 por día, según la OMS); no existe ningún intervalo mínimo que haya que respetar entre uno y otro.

• No darle al bebé que mama ninguna tetina artificial o chupete. El uso prematuro de la tetina (de biberón, por ejemplo) o del chupete podrían alterar al bebé. Una confusión entre el pecho y la tetina podría dificultar el amamantamiento (el bebé no quiere succionar o no lo hace correctamente).

• La lactancia es una competencia materna que las madres deberían transmitirse. Las maternidades no deberían distribuir gratuitamente preparados para los recién nacidos. Está demostrado que las prácticas comerciales agresivas ponen en peligro la lactancia, una actividad saludable para el bebé.

El amamantamiento

• La duración del amamantamiento varía de un bebé a otro. Hay bebés tragones que se precipitan y se sacian enseguida. A mitad del amamantamiento, hazle eructar; eso le permitirá retomar el pecho inmediatamente. Un amamantamiento dura entre 20 y 30 minutos; sin embargo, hay que comprobar que el bebé esté mamando correctamente agarrando por completo la areola y no dejarle jugar con el extremo del pecho.

• Si el bebé no se despierta durante la noche, ¡aprovecha!

• El bebé eructa después de mamar. Existen diferentes posiciones que facilitan el eructo: la vertical, apoyado en la espalda, o sentado, completamente erguido, dándole unas palmaditas en la espalda. A veces, el bebé no eructa; en ese caso, no dudes en volverle a acostar de lado.

• Puedes darle un pecho y luego el otro o bien un solo pecho durante un amamantamiento y el otro en el siguiente. En cualquier caso, dale los dos pechos durante el último amamantamiento del día.

• Sécate bien el pezón después de darle el pecho.

Preguntas…

¿Tengo que pesarle antes y después de darle el pecho?
No es necesario disponer de una balanza, salvo si eso sirve para calmar tu ansiedad. En ese caso, pésale una vez por semana.

¿Hay que darle vitamina D?
La leche materna posee todas las vitaminas necesarias.

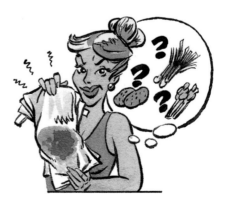

¿Debo seguir alguna dieta en especial?
Sigue una dieta equilibrada y rica en productos lácteos. Al principio, evita los cítricos, ya que podrían provocar diarrea al bebé; sin embargo, si está resfriado, no dudes en tomarlos. Si las heces son nor-

males, puedes tomar algún cítrico, aunque deberás esperar a que el bebé tenga al menos 15 días.

¿Cómo puedo saberlo?

Confía en el bebé: gritará después de cada amamantamiento o se multiplicarán los amamantamientos a lo largo de un día.

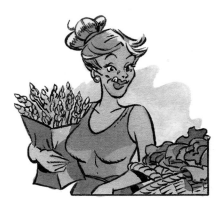

¿Puedo comer alimentos como coles, espárragos…? Al parecer, eso da sabor a la leche.

Es posible; de esta forma, el bebé se acostumbrará a sabores completamente diferentes.

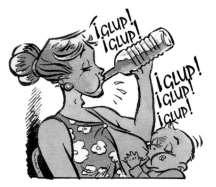

En ese caso, ¿qué puedo hacer?

Bebe a menudo y trata de descansar, ya que la fatiga o las preocupaciones pueden disminuir la lactación.

¿Y si me quedo sin leche?

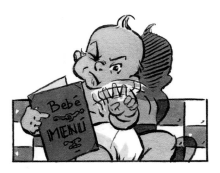

¿Tengo una leche de buena calidad?

Sí, no te preocupes: siempre es buena, aunque puede que exista un problema de cantidad.

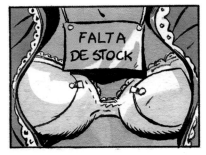

Tal vez tengas una bajada momentánea de leche, pero después de 24 o 48 horas puede que todo vuelva a la normalidad. Trata de multiplicar los amamantamientos para favorecer la subida de la leche. No le des un biberón: la disminución de la leche podría agravarse y el bebé podría acostumbrarse a él.

A veces tengo la impresión de que mi leche es muy clara. La leche no tiene el mismo aspecto a lo largo de un día; su calidad cambia de uno a otro amamantamiento. Es normal y el bebé siempre tendrá lo que le conviene.

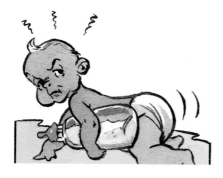

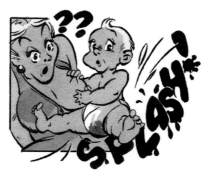

Sin embargo, no dudes en hacerlo si estás muy cansada (leche hipoalergénica). Existen pequeñas ayudas como cerveza o Galactogil…

El bebé sólo defeca una vez al día. Yo creía que, al mamar, los bebés lo hacían con cada cambio.

Lo más habitual es que el bebé defeque después de cada amamantamiento; a veces lo hace incluso mientras mama: son heces explosivas, bastante líquidas, amarillas

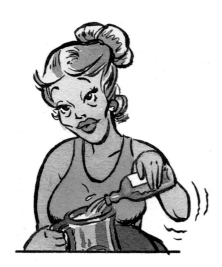

y, en ocasiones, verdosas. No obstante, algunos bebés sólo presentan heces líquidas una vez al día; otros, en cambio, sólo una cada 2 o 3 días (*véase* página 91: «Estreñimiento»).

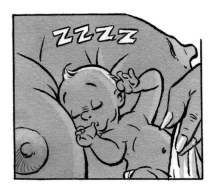

Cuándo debo cambiar al bebé, ¿antes o después de darle el pecho?
Mejor después, si defeca tras cada amamantamiento y, en ocasiones, a mitad si se queda dormido.

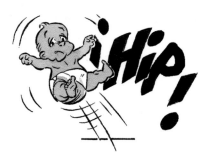

A veces le entra hipo después de mamar.

No es grave; suele ocurrirles a los bebés tragones que se lanzan sobre

el pecho. Retoma el amamantamiento y el hipo se le pasará.

¿Se me van a estropear los pechos si le doy de mamar?
No, ¡es mentira!

¿Soy una mala madre si no me apetece amamantar a mi bebé?
Es mejor darle un biberón relajada y feliz de tener al bebé en tus brazos que darle el pecho por obligación y a disgusto.

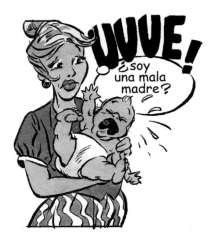

Estoy nerviosa: después de cada amamantamiento, el bebé se retuerce y se echa a llorar. ¿Le duele la barriga?
Sí, son cólicos. Es algo frecuente, sobre todo si el bebé es tragón y se lanza sobre el pecho; interrumpe el amamantamiento, procura que eructe y luego le cambias (*véase* pág. 97: «Dolores de barriga»).

Mi marido quiere que le dé el pecho y a mí no me apetece.
Explícale que no puedes hacerlo por obligación y que lo importante es la relación del bebé con una madre relajada.

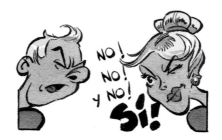

Pequeños problemas...

Obstrucción mamaria
Toma duchas calientes.
Si es posible, vacia el pecho y saca la leche en caso de necesidad (con un sacaleches eléctrico). Utiliza pomadas: Osmogel, antiphlogistine... Vacia bien el pecho después de dar de mamar.

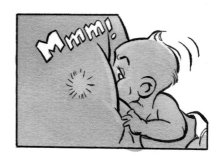

El pecho está muy duro y el bebé no puede mamar
Vacíalo un poco; eso permitirá al bebé succionar.

Grietas en los pezones
La primera señal es un fuerte dolor mientras se está dando el pecho, que puede llevar a la madre a detenerse. El riesgo es que se infecte la grieta.

Limpia bien el pezón antes y después de dar el pecho (con agua hervida con unas gotas de Calendula TM).

Entre amamantamientos: desinfecta (polvos, Calendula TM...), seca bien (con una compresa, por ejemplo) y no lo toques.

Utiliza los siguientes remedios:

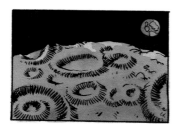

Graphites
Fisuras en la areola que rezuman un líquido de color amarillo-miel; tendencia al eczema de los pliegues (rodillas, codos); enfriamiento; estreñimiento; tendencia a engordar.

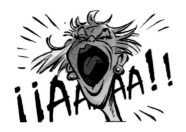

Causticum
Dolores e irritaciones del pezón; fatiga general.

Pechos muy doloridos

Con una estela rojiza hacia la axila: es el principio de la infección del pezón y hay que acudir al médico. No es obligatorio dejar de dar el pecho, aun cuando se estén tomando antibióticos (si no son tóxicos para el bebé).

Al principio prueba con:

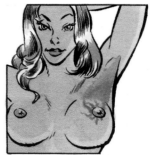

Belladonna
Pecho dolorido, caliente y tirante; sensación de palpitaciones en el seno.

Phytolacca
Fiebre, fatiga, agitación, agujetas.
Pecho hinchado y muy dolorido.

Bufo rana
Estelas rojizas en el pecho y dolores en el brazo.

Hepar sulfur 9 CH
Riesgos de supuración.

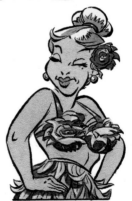

Escasez de leche

En cualquier caso:

Urtica urens 4 CH
Ricinus 4 CH
3 g 2 veces al día

Emplastes de hojas de col aplastadas

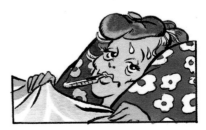

Eventualmente, toma también:

Calcarea carbonica
Palidez; fatiga provocada por el parto; transpiración de la cabeza.

Calcarea phosphorica
Fatiga, pérdida de peso y desmineralización provocadas por el embarazo; dientes con caries.

Ignatia
Ansiedad y obsesión por la idea de falta de leche.

Pulsatilla
Mucho calor, pero sin sensación de sed.

Fatiga asociada a la lactancia

China
Fatiga después de la pérdida de líquidos.

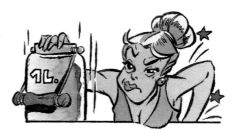

Silicea
Dolor de espalda durante el amamantamiento.

Medicamentos prohibidos
Anticancerígenos; anticoagulantes; atropina y derivados; los siguientes antibióticos: tetraciclinas, cloramfenicol, sulfamidas, Flagyl,© Negram:© derivados del centeno (DHE...); yoduros y bromuros, y morfinas.

Medicamentos que se pueden tomar bajo una estricta supervisión
Aspirina, corticoides, digitálicos, diuréticos, ansiolíticos, barbitúricos, neurolépticos, teofilina, anticonceptivos y antibióticos aminosidos.

Lactancia artificial

El uso de un «alimento lacteado», indicado en los primeros meses de vida, puede justificarse por motivos personales o médicos. Las leches actuales son perfectamente adecuadas para un bebé. Las leches artificiales, preparadas a partir de la leche de vaca, constituyen una mezcla de leche entera, lactosuero, grasas vegetales, oligoelementos y vitaminas. Hay que distinguir entre las leches maternizadas, adaptadas o modificadas (las más utilizadas), hipoalérgicas y acidificadas (Pelargón) y las leches de régimen. La leche de vaca no contiene anticuerpos capaces de proteger al niño; es demasiado rica en lactosa, lo que puede provocar diarreas (*véase* pág. 85). Hay alternativas a la leche de vaca (*véase* pág. 40).

Preguntas...

¿Cuándo debe usarse la leche artificial?

Cuando la madre no quiere o no puede amamantar, es mejor una lactancia artificial con una madre relajada que una lactancia natural mal aceptada.

¿Qué leche debo utilizar?

En general, en la maternidad se proporciona una leche para los primeros días; si todo va bien, el bebé continuará tomándola. En caso contrario, será el pediatra quién decida qué leche deberá tomar.

¿Cuándo hay que utilizar las leches hipoalergénicas?

– como complemento de la leche materna cuando sea necesario;
– si la familia del bebé tiene antecedentes alérgicos;
– en caso de intolerancia a la leche de vaca, existen preparados a base de soja y girasol. Se han probado otros preparados a base de, por ejemplo, almendras y trigo, aunque son menos concluyentes que los de soja y girasol.

¿Cómo preparar un biberón?

La preparación es la misma, independientemente de la leche que se utilice: 1 medida en 30 ml de agua. La medida debe ser rasa; no debe presionarse la leche en la medida.

Algunas marcas se venden listas para preparar.

Preparación de un biberón de 90 g (¡respetar siempre esta concentración!)

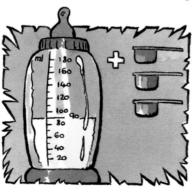
90 g = 90 ml de agua mineral

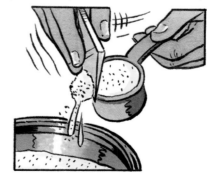
3 medidas de leche

¿Cómo dar el biberón?

Hay que adoptar una buena postura para dar el biberón, además de tomarse el tiempo necesario para hacerlo con calma, ya que en caso contrario el bebé notará que tienes prisa. El bebé debe estar ligeramente erguido, ya que le resulta difícil beber si está completamente tumbado.

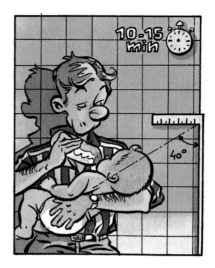

Un amamantamiento normal dura entre 10 y 15 minutos; en caso contrario, el bebé corre el peligro de hincharse.

Inclina el biberón a fin de que la tetina se llene de leche, si no el bebé tragará aire y se hinchará. Retira de vez en cuando el biberón cuando la tetina se obstruya, ya que entonces el bebé traga aire en vez de leche.

¿Es necesario calentar el biberón?

El biberón puede darse a temperatura ambiente o bien calentarlo en un calientabiberones, bajo un chorro de agua caliente o al baño María. El bebé desarrolla rápidamente sus costumbres y le gusta que el biberón esté siempre a la misma temperatura.

¿Cuántos biberones hay que dar al día?

Lo mejor es seguir el ritmo del bebé. Los amamantamientos deben realizarse cada 3, 4 o 5 horas. Al principio, el bebé puede tomar entre 6 y 7 biberones; si sólo toma 5, no te preocupes, ya que ése es su ritmo. Si durante la noche no se despierta, ¡no le despiertes y aprovecha para dormir!

¿Qué cantidad de leche hay que darle?

Hay que adaptarse al apetito del bebé, ofrecerle el biberón y dejar que tome lo que quiera. ¡Él se las arregla solo!

Para que os hagáis una idea:

– cuando salgas de la clínica, prepara biberones de 90 ml y después aumenta la cantidad cuando el bebé se termine todos los biberones;

– al mes, dale entre 120 y 150 ml, según el número de tomas (5 o 6).

– a los 3 meses, dale entre 150 y 180 ml, según el número de tomas (4 o 5).

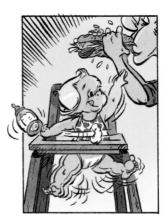

A veces, el bebé se niega de repente a seguir tomando el biberón. Trata de darle la leche en una taza o con una cuchara. Puede que, como todo el mundo, tenga hambre y quiera tomar alimentos sólidos. *Véase*: «Diversificación de la alimentación», pág. 47.

• Las heces varían en número, consistencia e incluso en color. Lo más habitual es que sean entre 2 y 3 al día, ligeramente blandas y de color amarillo. Sin embargo, el número de heces de cada bebé puede variar; su consistencia puede ser más líquida o más dura y el color verdoso (algo que con las leches actuales suele ocurrir a menudo).

Lo importante es que el bebé haga al menos unas heces blandas una vez al día; en caso contrario, *véase* pág. 91: «Estreñimiento».

Evita que el bebé haga heces líquidas con más frecuencia de lo normal; en caso contrario, *véase* pág. 85: «Diarreas».

• El bebé «vomita» después de cada biberón. Lo más habitual es que sea un rechazo que acompaña al eructo, lo cual es muy normal, incluso después de haber comido. Si se convierte en algo más importante, *véase* pág. 79: «Vómitos».

• ¡No obligues nunca al bebé a terminarse un biberón! Él se organiza solo y de vez en cuando tiene derecho a tener menos apetito.

• No cambies la concentración en la preparación de los biberones: ¡una medida por 30 ml de agua!

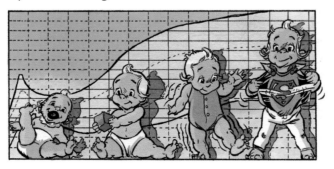

• Hoy en día ya no es necesario administrar vitamina D a los bebés, ya que todas las leches actuales están enriquecidas con vitaminas y otros nutrientes.

• La mejor manera de estar seguro de que la alimentación del bebé es correcta consiste en seguir su curva de crecimiento.

Qué hacer y qué no hacer

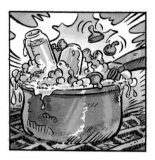

• Esteriliza los biberones y las tetinas hasta los 3-4 meses. Se puede:
– hervir, en un esterilizador o en un cazo, los biberones llenos de agua y las tetinas después de haberlos lavado bien previamente;
– en frío, con soluciones esterilizantes.

• El descuido en la limpieza y la preparación de los biberones y las tetinas puede originar gastroenteritis en el bebé.

• No añadas nunca azúcar a la leche en polvo.

• En general, el bebé debe eructar después de tomarse un biberón, a veces incluso mientras está tragando; el bebé traga aire mientras se lo está tomando y hay que obligarle a expulsarlo. A veces es difícil que eructe; en ese caso, hay que probar diferentes posturas:

– posición vertical contra la espalda;
– sobre el vientre, tumbado sobre las rodillas;
– sentado, bien erguido, mientras se le dan unas palmaditas en la espalda.

Si no consigues que eructe, puedes acostarle, aunque siempre de lado.

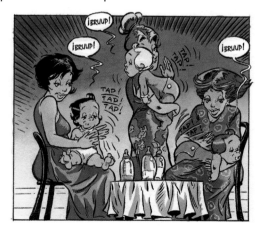

Trucos y argucias

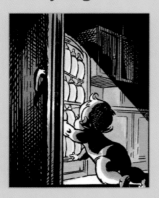

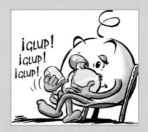

• Se pueden preparar los biberones con antelación y guardarlos en el frigorífico. En ese caso, hay que calentar el biberón o dárselo a temperatura ambiente.

• Si después de cada biberón:
   – el bebé tiene hipo
   – le cuesta eructar
   – tiene muchos rechazos
   – se retuerce mucho, tiene dolor de barriga, es porque es muy voraz y se lanza sobre el biberón. Se sacia enseguida, pero al cabo de media hora vuelve a estar hambriento.

En ese caso hay que:
   – *Véase*: «Dolores de barriga», pág. 97.

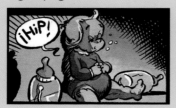

– Utilizar tetinas de flujo pequeño o variable, lo que al principio permite ir más despacio y aumentar el flujo de forma progresiva.

– Interrumpir el biberón y retomarlo repetidamente, aunque al bebé no le guste.

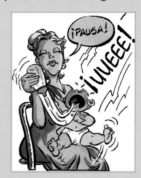

– Si con esto no basta, coméntalo con el pediatra: él podrá cambiar la leche maternizada por otra adaptada o recomendar una leche espesa.

• Si hace mucho calor, dale de beber agua mineral al bebé entre los biberones.

A la mesa

Los siguientes consejos te ayudarán a situar la evolución de la alimentación del bebé. Para ampliar los detalles, *véase* el capítulo: «Diversificación de la alimentación», pág. 47.

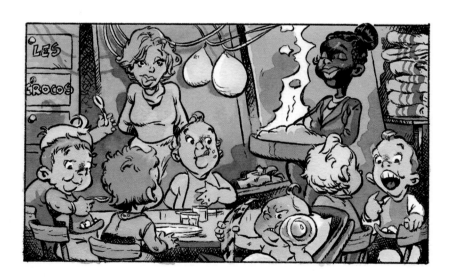

De 0 a 3-4 meses...

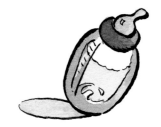

Sólo leche: 6 o 7 amamantamientos o biberones, y luego 5. Para los niños, añadir un poco de harina al biberón para alargar un poco la noche en caso de que sea necesario.

A los 3-4 meses...

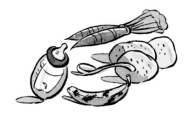

4 o 5 comidas. Introducir unas cucharadas de verduras trituradas (o en potitos, pero comprobando que se correspondan con la edad) y fruta en cada comida. Para los bebés que tomen biberón se puede empezar sustituyendo el agua mineral por un caldo de verduras (añadir la misma cantidad de leche en polvo usada en un biberón de agua).

A los 4-6 meses...

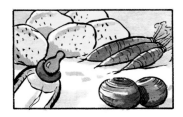

4 comidas con la leche correspondiente a esta edad. Aumentar la cantidad de verduras y disminuir la de leche del mediodía y de la noche; incorporar fruta en cucharaditas.

A los 6 meses...

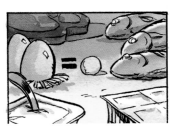

Al mediodía, incorporar carne, pescado o huevo.

Evitar las carnes con mucha grasa: cerdo, cordero, pato, oca. Preparar la carne a la plancha sin materia grasa y mezclarla con las verduras.

Darle sólo la yema del huevo; más adelante, el huevo duro y pasado por agua.

La clara no se le dará hasta que cumpla 1 año.

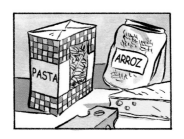

Empezar con los yogures, los petitsuisses y el queso fresco.

A los 9 meses...

Féculas, pasta, sémola, tapioca, quesos.

Al año…

Transición a la leche de vaca (o mejor vegetal, *véase* pág. 40), clara de huevo, cerdo, cordero…

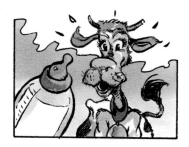

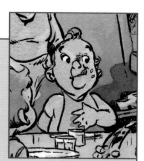

Mi menú…

¡Tengo 4 meses y ya como 4 veces al día!

Desayuno

180 ml de agua + 2 medidas de leche correspondiente a la edad.

Comida

Verduras frescas trituradas.
Postre: fruta madura triturada o compota o potito de frutas o petit-suisse o yogur…

Merienda

Biberón de 180 g de leche correspondiente a la edad, yogur, fruta triturada con un complemento de biberón.

Cena

Potaje de verduras (hervidas con agua o mezcladas con agua y leche) o biberón de 180 g de leche correspondiente a le edad, al que se le puede añadir un poco de harina.
Postre: fruta triturada.

Alternativa a la leche de vaca

Aunque sea maternizada, rica en hierro, en Omega 3 o desnatada, la leche de vaca tiene cada vez más mala fama. Es cierto que su composición se aleja mucho de la de la leche materna y que las intolerancias, las alergias e incluso los problemas cuya relación no parece evidente con su ingesta se solucionan cuando el bebé deja de tomarla. Ahora bien, todas las leches en polvo derivan de ella.

De todas formas, la alternativa existe en tanto que hay muchas leches de origen vegetal: de cereales y oleaginosas (arroz, avena, cebada, soja, quinua, sésamo, avellana, nuez, almendra, castaña…).

Las leches de almendra y de castaña son especialmente aptas para la alimentación, muy digestivas y ricas en calcio (¡evita la leche sin grasas!).

Existen preparados instantáneos en polvo especialmente aptos para la alimentación, exentos de lactosa y ricos en minerales, oligoelementos y vitaminas, todos ellos necesarios para el crecimiento del bebé (infórmate en las tiendas dietéticas). La leche de soja o de arroz puede enriquecerse con calcio. Es conveniente alternar varios tipos de leche, sobre todo las de almendra, castaña y arroz.

Destete

Es la sustitución progresiva de la leche materna por otro tipo de alimentación, sobre todo por biberones de leche correspondientes a la edad.

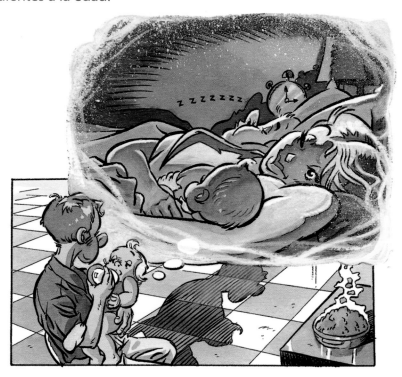

El destete debe realizarse de forma progresiva para que el bebé se sienta cómodo, pero también pensando en la madre, que no tendrá que tomar ningún medicamento para detener la lactación. En la mayoría de los casos, el destete se lleva a cabo cuando la madre se reincorpora al trabajo, hacia los cuatro meses. A veces se produce más tarde, durante la diversificación de la alimentación.

Ejemplo: destete progresivo de un bebé de 3 meses amamantado 5 veces al día			
	4 a 5 días	4 a 5 días	4 a 5 días
6 horas			
10 horas			
14 horas			
18 horas			
22 horas			

Destete al reincorporarse al trabajo

Qué hacer y qué no hacer
• Escalona el destete entre 15 días y 3 semanas.

• Ten en cuenta que algunas empresas permiten permisos de lactancia; infórmate.

• Debes saber que puedes continuar amantando al bebé, por la mañana y por la noche, por ejemplo, a pesar de haberte reincorporado al trabajo (eso hace que la separación resulte menos dura).

• En principio, sustituye el amamantamiento menos abundante (a menudo suele ser el penúltimo) por un biberón de primera edad, preferentemente hipoalergénico; si el bebé va a tomar su quinta comida, preparas un biberón de 150 ml con 5 medidas de leche, y si va a tomar la cuarta, un biberón de 180 ml con 6 medidas de leche (éste es un orden indicativo, puedes darle más o menos).

• Después de 4 o 5 días, cuando el bebé ya se haya adaptado, sustituye el segundo amamantamiento del día, luego el tercero, después el de la noche, y finalmente el de la mañana.

Bebé de 4 meses que come 4 veces al día

7 horas: pecho o biberón de
leche de segunda edad

16 horas: biberón de leche
de segunda edad

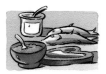

11 horas: puré de verduras
+ carne o pescado
+ postre

20 horas: pecho o biberón de
leche de segunda edad

Trucos y argucias

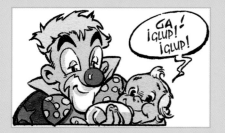

• Si el bebé no quiere tomarse el biberón, intenta que se lo dé otra persona.

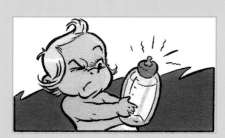

• Fíjate en la tetina: utiliza las tetinas fisiológicas; suelen aceptarlas mejor.

• Al principio debes prestar atención, ya que el bebé tiene la costumbre de agarrarse con fuerza al pecho; con el biberón no hay que hacer ningún esfuerzo y la leche sale muy fácilmente; así pues, interrumpe a menudo el biberón y utiliza tetinas de poco flujo.

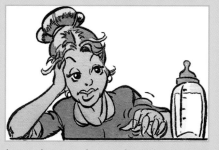

• Acepta tú también el destete, si no al bebé también le costará aceptarlo. El hecho de seguir amamantándole por la mañana y por la noche puede ayudarte a aceptar mejor la situación.

Destete progresivo asociado a la diversificación de la alimentación (*véase también* pág. 47)

• En torno a los cuatro meses, como complemento de la leche materna, se empieza la diversificación con frutas y verduras, pero siempre en cucharaditas. Si el bebé no las quiere, no se debe insistir; hay que armarse de paciencia y volver a intentarlo todos los días. Después se aumenta progresivamente la cantidad de verduras, sobre todo en la comida, y también por la noche; así, el bebé empieza a tomar más alimentos con cucharilla y cada vez menos leche materna.

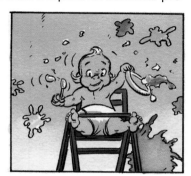

• Diferentes razones por las cuales el bebé puede rechazar su comida:
   – no tiene apetito;
   – quiere beber antes de comer;
   – la comida está demasiado fría o demasiado caliente;
   – la presentación no es atractiva o no se sirve en el plato que a él le gusta;
   – le obligamos a comer demasiado deprisa, etc.

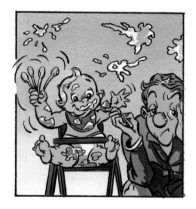

• En torno a los 6 meses se le puede amamantar dos veces al día y darle dos comidas variadas, introduciendo en ellas la carne al mediodía y sustituyendo la leche materna por productos lácteos. En ese caso, no se obliga al bebé a tomar un biberón y sigue tomando del pecho su aporte lácteo. El destete definitivo puede llevarse a cabo a diferentes edades, según el deseo de la madre o del bebé. En este caso no es indispensable pasar por la fase del biberón; se puede pasar directamente al bol o a la cuchara espesando la leche o dándole productos lácteos.

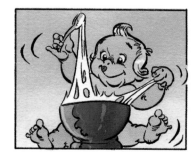

Diversificación de la alimentación

A partir de los 2 meses, si se puede seguir con una lactancia exclusiva, también puedes probar una diversificación alimenticia prudente. Para los bebés a los que se les da el pecho, la OMS recomienda, a partir de los 4-6 meses, una diversificación directa sin pasar por las leches industriales.

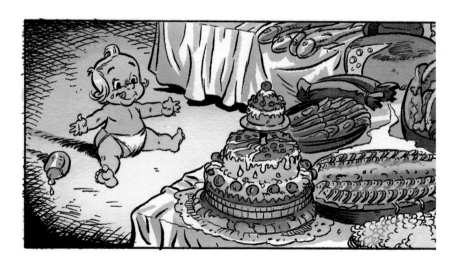

Harinas

• No darle harinas con gluten antes de los 5-6 meses. A veces no toleran bien el gluten y puede ser la causa de diarreas y de otros problemas digestivos; la harina de arroz y las harinas de la «1.ª edad» no lo contienen.

• Las harinas de la 1.ª edad sin gluten pueden introducirse entre el mes y medio y los 2 meses por la noche, con el último biberón, lo que permitirá prolongar la duración del sueño del bebé, que se despierta si no ha quedado saciado. No son necesarias si el niño duerme bien.

• Hay que evitarlas con los bebés rellenitos: las harinas no aportan más que glúcidos, por lo que son muy «calóricas». Su inconveniente es que acostumbran al bebé a una dieta demasiado rica y glucídica, y eso, en el futuro, podría influir en sus gustos alimenticios.

• Dale, de forma progresiva, primero 1 y luego 2 cucharaditas para evitar los cólicos y los gases. No te olvides de cocer las harinas instantáneas, hirviéndolas durante 1 o 2 minutos en el agua que se utilizará para preparar el biberón (¡no te olvides de ensanchar el agujero de la tetina!).

• En cualquier caso, no le des demasiada harina: no más de 2-3 cucharaditas durante los 3 primeros meses y luego 4-6 cucharaditas hasta los 5-6 meses. A partir de esta edad, por la noche, el bebé comerá una sopa o alimentos a base de cereales y sólo se tomará un biberón por la mañana.

Verduras

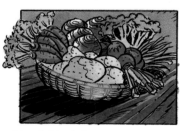

• Las verduras, al igual que la fruta, pueden introducirse a los 3-4 meses. Aportan fibras vegetales que combaten el estreñimiento, vitaminas (A, C...) y, sobre todo, diversifican la alimentación del bebé.

• Las verduras cocidas y trituradas se añaden a los biberones de la mañana y de la noche, a razón de 2-3 cucharaditas por biberón. Ayudan a espesar el biberón sin tener que recurrir a las harinas.

• Puedes usar potitos, verduras congeladas y verduras frescas (en ese caso, prepara el biberón con el caldo de verduras sin sal).

• No te demores en rebajar la cantidad de leche de los biberones. En torno a los 4-5 meses, el bebé tomará una sopa de verduras espesa con, según sus preferencias, un poco de leche, carne o huevo.

• Algunos niños ya comen un puré de verduras con cuchara en torno a los 5 meses.

• En torno a los 6-8 meses puedes intentar darle pequeños bocados de verduras crudas (pepino, tomate, zanahoria…).

• La afición del bebé por las verduras variará de un momento a otro, pero es importante acostumbrarle a las verduras verdes desde los primeros meses. Hay demasiados niños a los que sólo les gustan las patatas fritas y la pasta.

Fruta

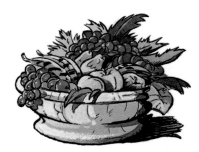

• La ventaja que tiene la fruta es que suele gustar con mucha facilidad al bebé, porque contiene azúcar. Permite una transición poco problemática de una alimentación compuesta sólo de leche a otra más diversificada. La fruta también ayuda a combatir el estreñimiento.

• Al principio, la fruta debe darse cocida y, más adelante, cruda y triturada. Para empezar, se mezcla con el biberón de la tarde; se añaden al biberón o bien se dan en cucharaditas, en función de las preferencias del bebé.

• Se le pueden dar al final de una comida, como postre.

• Toda la fruta puede utilizarse, ya sea en potitos o fresca, sin restricción alguna.

Carnes, pescados, huevos

• Estas fuentes de prótidos pueden introducirse en torno a los 6 meses, cuando se han rebajado las raciones de leche (*véase* los modelos de dieta); al principio, sólo al mediodía.

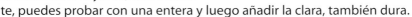

• Al principio, evita las carnes grasas (cerdo, cordero) y los pescados grasos (caballa…).

• La carne debe cocinarse a la plancha, sin materia grasa, o cocerse.

• El pescado debe servirse hervido.

• Los huevos deben ser duros y sólo se le debe dar la yema. Al principio, la mitad de una yema; más adelante, puedes probar con una entera y luego añadir la clara, también dura.

• Estos alimentos deben darse alternativamente, mezclados con el puré del mediodía, a razón de 2-3 cucharaditas, y luego con la sopa.

Leche de vaca, quesos

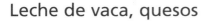

• Los yogures y los petit-suisses pueden darse a partir de los 5 meses.

• Los quesos fermentados pueden proporcionarse en torno a los 8 meses.

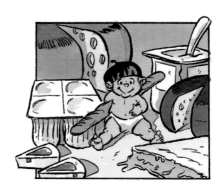

• La leche de vaca se introduce en torno al año de vida. Es preferible que sea leche enriquecida con hierro.

• Existen intolerancias o alergias a la leche de vaca que han provocado numerosas controversias. Puede sustituirse sin problemas por leches vegetales. *Véase* pág. 40.

Féculas

• No se introducirán hasta los 8-9 meses.

Leche

• La leche, a razón de un mínimo de 500 ml diarios, debe mantenerse hasta el primer año de vida. Sin duda alguna, los yogures, los quesos frescos y los petit-suisses son equivalentes a la leche.

La práctica

• Puede empezar a utilizarse la cuchara en torno a los 4-5 meses, aunque hay que tener en cuenta que cada niño es diferente y que algunos no la aceptan hasta mucho más tarde. Esto no tiene ninguna importancia; tarde o temprano, el niño acabará por acostumbrarse a ella, todo dependerá de su deseo de succión. Así pues, no hay por qué preocuparse.

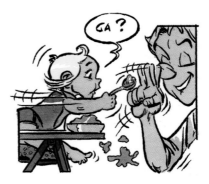

• La introducción de alimentos en pequeños bocados se hará también de forma progresiva, en función de la dentición del niño. Cuando ya haya cumplido un año se puede empezar a mezclar menos triturados, aplastando simplemente las verduras y ver cómo los acepta el niño. Esto tampoco corre ninguna prisa.

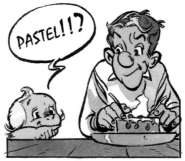

• A partir de los 2 años, el niño quiere imitar a los adultos y querrá comer lo mismo que ellos. Por el contrario, en algunas ocasiones, preferirá de forma selectiva otros alimentos; no le des demasiada importancia: el bebé te está «poniendo a prueba». Si decides entrar en su juego, pueda que lo siga haciendo cada vez más. ¡Un niño que goce de buena salud no va a morirse de hambre!

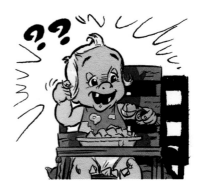

• Poco a poco, a medida que pasan los años, el apetito del niño va disminuyendo: durante los tres primeros meses, el niño come cada vez más, aunque luego se producirá un cierto estancamiento en las dosis (su apetito se estabiliza).

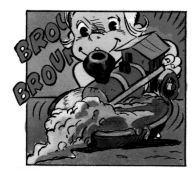

• A lo largo del segundo año, las raciones disminuirán paulatinamente, y en torno a los 2 años y medio da la impresión de que la alimentación ya no le interesa. Prefiere jugar, moverse… No le obligues a comer: es un obstáculo que hay que superar; evita los conflictos durante las comidas. Asimismo, en torno a esta edad, casi a ningún niño le apetecen las verduras, aunque sí la pasta, el arroz y las patatas; esto no tiene importancia, ya que se trata de otra fase que va a pasar.

Problemas de alimentación

Es un problema cotidiano al que tarde o temprano deben enfrentarse todas las madres. Françoise Dolto decía que el 90 % del tiempo de las relaciones madre-hijo se dedica a la alimentación… o a la higiene.

Existen dos problemas. El bebé no come: la anorexia, o bien come demasiado: la bulimia. La anorexia es, con mucho, el problema más frecuente y preocupa mucho a los padres. En los países africanos y asiáticos, cuando los niños comen de los platos de sus padres, no hay ningún problema…

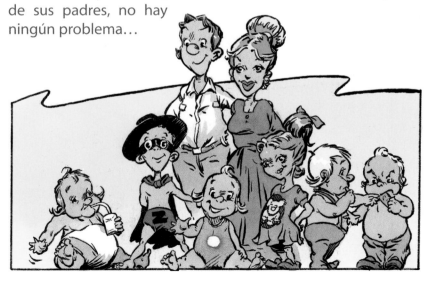

La anorexia

• El apetito del bebé varía:

  – De un niño a otro, algo evidente, pero que los padres no suelen aceptar bien. Los hijos de una misma familia no tienen por qué tener el
  mismo apetito, el mismo físico, el mismo carácter o el mismo comportamiento… Con mucha frecuencia, un niño come más que una niña.
  – En función de su salud, de los acontecimientos que le toca vivir, de
  la estación, del frío o del calor, etc. ¡El bebé no es un tubo digestivo
  ambulante en flujo constante!
  – Sin embargo, también varía en un mismo niño durante su desarrollo.

Efectivamente, por regla general, un niño come mucho en el período
comprendido entre su nacimiento y los 3-4 meses, con un importante
aumento de peso a esta edad. Después, el apetito se estancará o incluso
disminuirá; durante el segundo trimestre de vida, el niño ganará peso,
pero de forma menos importante.

• Un bebé que goce de buena saludad no va a morirse de hambre. Confía en su instinto de supervivencia: es más eficaz que cualquier mimo o
amenaza.

• Si un niño se niega tomar una de sus comidas, deja que abandone la
mesa advirtiéndole que no va a probar nada antes de la siguiente comida… ¡y mantén tu palabra! Saltarse una comida no es ningún drama; lo
que sí podría serlo es poner en entredicho tu autoridad.

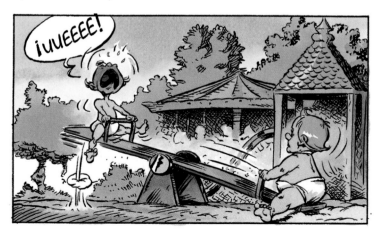

• Tu punto de referencia es la curva de crecimiento. Mientras la curva sea armoniosa, no hay ningún problema. Si se produce un cambio y se rompe el comportamiento de la curva, consulta con el pediatra.

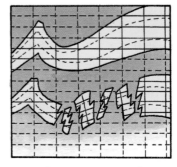

• Recuerda que los olmos no dan peras: en general, unos padres bajitos no suelen tener unos hijos altísimos. Acepta el hecho de que tu bebé no sea un gran comedor; aunque no lo sea, lo principal es que se porte bien. Las madres tienden a obligar a comer mucho a un niño bajito con la falsa esperanza de que será alto y fuerte.

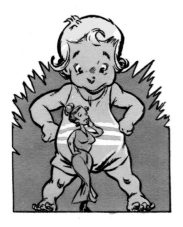

• A partir de los 10-12 meses, el bebé quiere probar lo que comen sus padres. Déjale que lo haga, ya que así aprenderá a variar su alimentación y a apreciar tu forma de cocinar.

• En torno a los 2 años, el bebé se vuelve más problemático y tiene mucho menos apetito. Se niega a comer y se enfrenta a su madre; no tiene ningún interés en comer y prefiere jugar. Se vuelve muy selectivo con la elección de los alimentos; come mucho menos que antes (o sólo pasta y patatas fritas), pero aun así sigue creciendo y engordando.

• Durante este período, el bebé prefiere comer solo: puede negarse a hacerlo si no se deja que sea él quien coma con la cuchara. Acepta el hecho de que la mesa va a estar «embadurnada»; el aprendizaje manual del bebé pasa también por eso. Por el contrario, anímale a comer solo en cuanto sea capaz de hacerlo y proporciónale unos cubiertos adecuados.

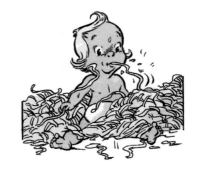

• El principio básico es no obligar nunca al niño. La comida debe ser un momento de placer y no un campo de batalla diario. Déjale libertad con respecto a su apetito y no te arriesgues a bloquear su relación con la comida. No cambies lo que has decidido cocinar; (tal vez) el bebé esté tratando de poner a prueba tu autoridad. Si no quiere un plato, retí-raselo sin más.

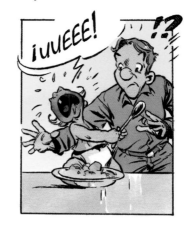

• No servir demasiada comida; es mejor que el niño pida un poco más y evitar que la rechace.

• Retira su plato, lleno o vacío, junto con el resto; la comida debe continuar sin sanción alguna y sin eliminar el postre.

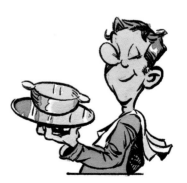

• No te muestres muy contenta o muy preocupada cuando el bebé se acabe un plato o decida no terminárselo.

• Dentro de lo razonable, respeta los gustos del bebé. Normalmente, su instinto le lleva a escoger los alimentos que le hacen falta. Rechaza las mezclas extrañas: los tallarines con crema de castañas…

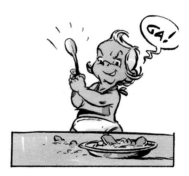

• Haz que las comidas le resulten agradables a la vista aprovechando la atracción que sienten los niños por los colores vivos.

La bulimia

• Es algo que raramente suscita una consulta, ya que en general los padres se sienten muy orgullosos cuando su bebé come mucho. Bastante a menudo, la bulimia se asocia a:

– costumbres familiares con excesos alimenticios;
– una reacción ante problemas psicológicos.

La bulimia puede suceder a la anorexia como compensación o manifestarse en una relación más conflictiva con los alimentos.

• Debes ser consciente de que hay bebés muy glotones, pero también de que un llanto no es sinónimo de que tenga hambre. No respondas a cualquier manifestación del bebé dándole el pecho o un biberón. El bebé puede llorar por muchas otras razones aparte del hambre: tal vez quiera que le tomes en brazos, quizás esté cansado y quiera acostarse o puede que tenga algún pequeño cólico o ganas de eructar.

¡La petición de comida no significa que tengas que darle de comer sin parar!

• Los hábitos alimentarios adquiridos durante la primera infancia corren el riesgo de perpetuarse. Aunque los bebés gordos no tienen por qué ser obesos en el futuro, muchos de ellos sí seguirán siéndolo. Si le das una chuchería a un bebé por la razón que sea, más adelante se corre el riesgo de satisfacer cualquier necesidad o frustración con la comida.

• No le des nada entre dos comidas; en la medida de lo posible, deben servirse a unas horas fijas.

• Piensa en las lombrices intestinales.

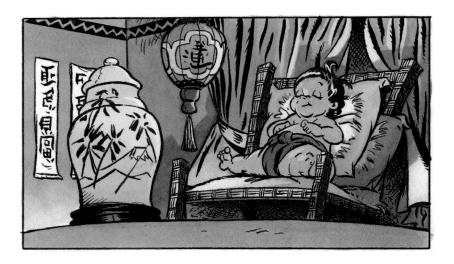

Tratamiento

La homeopatía constituye una buena ayuda en los problemas del apetito cuando realmente existen, lo cual es bastante raro. Frecuentemente se trata de problemas de cambio de vida, de alimentación y de conflictos pasajeros (la incubación de una enfermedad vírica, por ejemplo).

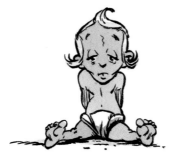

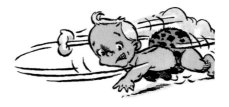

hambre; está hambriento después de las comidas; tiene lombrices intestinales.

Natrum muricatum
El bebé está flaco, triste e inquieto, pero no se deja consolar; la piel está aceitosa y brillante; le apetece lo salado y no demasiado lo dulce; tiene mucha sed; es bulímico, pero no engorda; labio inferior con grietas verticales.

Iodum
El bebé está ansioso, agitado y no puede quedarse quieto; es bulímico, pero está flaco; siempre tiene mucho calor; siempre está hambriento y nunca se queda saciado; está flaco, aunque devora la comida; tiene mucha diarrea, aftas y úlceras en la boca.

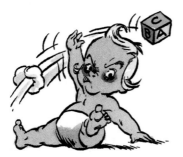

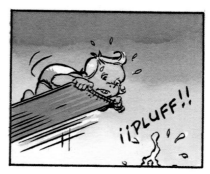

Cina
El bebé se muestra huraño, gruñón y testarudo; pide que le den un objeto y lo tira enseguida; tiene ojeras azuladas en torno a los ojos, el sueño agitado, rechina los dientes; se frota la nariz; siempre tiene

Argentum nitricum
El bebé está flaco, ansioso, se mueve mucho y siempre parece

tener prisa; tiene miedo al vacío, diarrea emotiva, heces verdes y líquidas; tiene bulimia y está pidiendo constantemente chucherías.

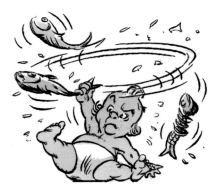

Graphites

El bebé está gordo; es indolente, friolero, tímido, ansioso y tiene estreñimiento; es glotón, pero no le gustan los dulces ni el pescado; tiene un eczema que rezuma un líquido de color amarillo miel.

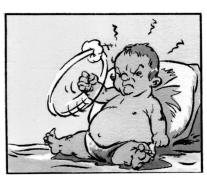

Antimonium crudum

El bebé está gordo, pálido y es muy movido; tiene mal carácter; no le gusta que lo miren ni que lo toquen; es glotón; sufre diarreas por

el calor y no le gusta la fruta; tiene la lengua recubierta por una capa blanca y espesa, como de leche.

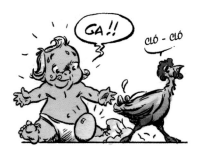

Calcarea carbonica

El bebé está gordo; es indolente, muy movido, le suda mucho la cabeza y tiene calor por la noche; tiene mucho apetito, sufre estreñimiento, pero no se queja; le gustan los dulces; le apetecen los huevos cuando está enfermo o convaleciente.

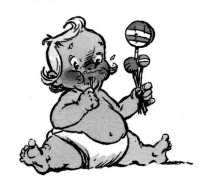

Sulfur

El niño está gordo y congestionado; no le gusta el agua; tiene eczemas; no le gusta la carne, la grasa ni la leche; siente predilección por los dulces y los platos especiados.

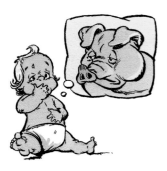

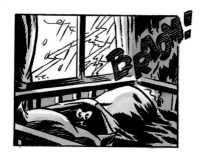

dos; tiene trastornos gástricos después de comer fruta.

Pulsatilla
El bebé llora con facilidad, le gusta que lo consuelen; es tímido y de carácter dulce; siente aversión por los alimentos calientes, grasos y ricos; quiere alimentos fríos, fruta y helados (que tolera mal); siente náuseas después de comer carne de cerdo.

Arsenicum album
El bebé está pálido, flaco; es friolero y meticuloso; le gustan los alimentos calientes; le duele la barriga después de tomar bebidas frías o hela-

Phosphorus
Es longilíneo, flaco, agitado, ansioso; le dan miedo las tormentas; tiene hambre después de la cena; le apetecen la sal, las bebidas y los alimentos fríos; no le gustan las féculas, le leche hervida, la carne ni los alimentos azucarados.

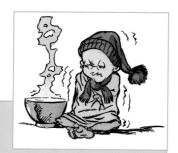

Trucos y argucias

Anorexia
- Un paseo al aire libre abre el apetito.
- **Avena sativa D3 + Alfalfa D3 + Calcarea phos 4 CH**
  10 gotas con un poco de agua 15 minutos antes de las comidas.
- Infusión de **Cardo bendito**: una taza antes de las comidas.
- Cereales germinados.
- Oligoelementos: **Manganeso-Cobre-Cobalto; Cobre-Oro-Plata; Zinc-Cobre**.

La higiene

Es algo muy importante en la evolución del bebé, pero debes ser consciente de que no se trata de un aprendizaje, sino de un estadio evolutivo, como andar o hablar. Es algo que ocurre cuando el niño está preparado. Suele ser alrededor de los 2 años cuando el bebé adquiere el hábito de la higiene diurna; en cuanto a la nocturna, suele darse más tarde, generalmente en torno a los 2-3 años.

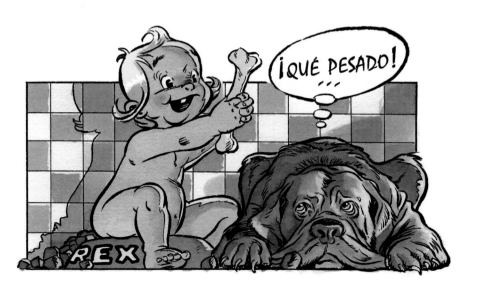

Qué hacer y qué no hacer

La higiene diurna

• No enseñes a limpiarse a un niño de una forma obsesiva; no seas una «maniática» de la higiene. Un bebé de 12 meses no tiene ninguna noción sobre la higiene y no está preparado para aprenderla. A esa edad, él puede jugar con sus materias fecales sin ningún tipo de problema. Así pues, nada de gritos, vejaciones o humillaciones, con las que se corre el riesgo de traumatizar psicológicamente al bebé por mucho tiempo.

• No te ocupes de ella antes de los 20-24 meses: el bebé aún no ha desarrollado del todo los esfínteres (los músculos que controlan la vejiga y el ano) como para poder aguantarse. El bebé se da cuenta enseguida del hecho de que está haciendo «pipí» o «caca». No obstante, no tiene ninguna razón para aguantarse una necesidad, sea la que sea… sobre todo si sus padres se ocupan de ella. De todas formas, no dejes que el bebé viva con sus excrementos con la excusa de no traumatizarle.

• Debes tener en cuenta que la edad en que se adquiere conciencia de la higiene varía de un niño a otro, como en todo lo demás. En general, el control de la orina se ejerce antes que el de las heces.

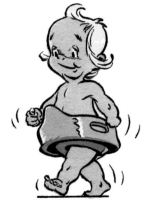

• Hacia los 20-21 meses, empieza a dejar de ponerle pañales al bebé: si es el momento, no se ensuciará desde por la mañana hasta el día siguiente; en caso contrario, es mejor dejarlo e intentarlo un poco más adelante.

• Debes tener en cuenta que a algunos niños no les gusta el orinal y prefieren hacer sus necesidades en el cuarto de baño, como el resto de la familia. En ese caso, utiliza adaptadores para el WC.

• De todas formas, debes saber que la higiene acabará por llegar; sólo hay que esperar a que el bebé tenga necesidad de ella, tanto para su comodidad como para contentarte.

• La higiene es un fenómeno natural que se producirá cuando el bebé sea capaz de controlar sus esfínteres, independientemente de todos los esfuerzos de los padres y los tratamientos médicos. En el peor de los casos, el bebé tendrá que aprender a no ensuciarse cuando empiece a relacionarse en sociedad (en la guardería, en la escuela…), ya que querrá ser como el resto de los niños.

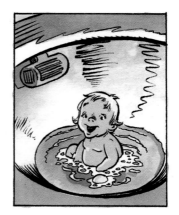

• La higiene referida a las heces es puramente educativa; por esa razón no proponemos ningún tratamiento homeopático para dicho problema.

La higiene nocturna

• Aunque puedas enseñar a un niño a no ensuciarse durante el día, por la noche es algo que resulta prácticamente imposible. La falta de control durante la noche suele estar relacionada casi siempre con la vejiga: es el problema de la enuresis o de «orinarse en la cama».

• Infórmate de cómo funciona la vejiga; puedes consultárselo al pediatra. La vejiga se llena y debe vaciarse. Puesto que la vejiga de un niño es relativamente más pequeña, cuando se llena, la necesidad de vaciarla es más apremiante que la del un adulto. Esto explica la imperiosa necesidad del bebé y es comprensible que no se pueda aguantar. Hay que recordar que los músculos que controlan la vejiga no se han desarrollado por completo.

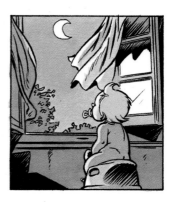

• No es algo anormal que un niño siga ensuciándose por la noche a los 3 años; sin embargo, si sigue orinándose en los pañales durante el día, coméntalo con el pediatra, ya que podría existir un problema urinario (si de vez en cuando no puede aguantarse el pipí no es grave).

En teoría, un niño deja de ensuciarse durante la noche en torno a los 5 años.

Hay que distinguir entre dos casos muy diferentes:

– Un niño que siempre se ha ensuciado por la noche y que sigue haciéndolo: hay que hacer algunas pruebas para descartar una causa orgánica; lo más habitual es que se trate de una falta de control en el funcionamiento de la vejiga.

– Un niño que ha dejado de ensuciarse por la noche y que de repente vuelve a «mojarse» durante la noche: la causa es casi siempre psicológica.

• Asegúrate de que los pañales estén secos durante la siesta y por la noche y quítaselos… ¡a ver qué pasa!

• Espera que sea el bebé quien, de forma espontánea, te proponga dejar de usar pañales.

• A esta edad no es útil quitárselos por la noche para obligarle a hacer pipí; son demasiado pequeños.

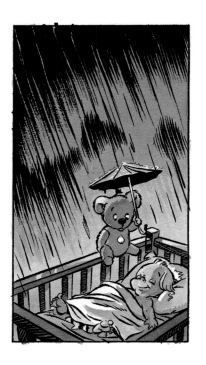

• Los bebés que se orinan en la cama tienen probablemente un sueño más profundo de lo normal; sin embargo, aunque al amanecer se dan cuenta de que están mojados, no les molesta. Esto es una consecuencia del hecho de que durante el día usan pañales, por lo que están acostumbrados a tener las nalgas mojadas.

• El punto más importante del aprendizaje de la higiene consiste en evitar cualquier enfrentamiento y en no obligar al niño a sentarse en el orinal cuando no quiere o a orinar cuando no tiene ganas de hacerlo. En cualquier caso, es algo que ocurrirá por sí solo.

Tratamiento

Remedios al acostarse

Kreosotum
El bebé no se duerme si no le miman; encías frágiles; dientes cariados o muy sensibles desde su aparición.

Sepia
Le gusta estar solo; se muestra irritado con los demás y consigo mismo; siente angustia por la noche; la leche le provoca diarrea.

Causticum
El bebé está ansioso y agitado por la noche; no quiere ir solo a la cama y le da miedo la oscuridad; el sueño es agitado; es miedoso; puede que durante el día también se le escape el pipí.

Remedios para la 2.ª parte de la noche

Belladonna
Incontinencia con sueño agitado; se cae de sueño, pero no puede dormir.

Remedios para toda la noche

Cina
El bebé se muestra gruñón; tiene prurito anal, lombrices intestinales, ojeras; rechaza lo que le ofrecen.

Plantago
Dientes cariados; orina muy abundante durante la noche; orina poco durante el día.

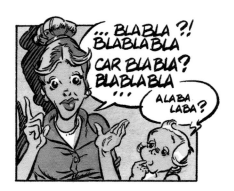

Equisetum
Orina muy abundante; puede que durante el día también se le escape el pipí; sensibilidad en la zona de la vejiga.

Trucos y argucias

• Plantas: *agrimonia, ciprés, cola de caballo.*
• Oligoelementos: *Zinc-Cobre.*

El lenguaje

«El habla es propia del hombre» y su aprendizaje no se puede llevar a cabo si no es en sociedad (cf. los niños-lobo). Al principio, el niño no puede comunicarse más que a través de la mímica, los gestos y los gritos. El aprendizaje del lenguaje es un proceso complejo relacionado con las funciones superiores del cerebro e implica el buen funcionamiento de toda una cadena de estructuras: oído, memoria, control muscular, psiquismo, etc. Si un solo elemento de esta cadena es deficiente, no podrá adquirirse el lenguaje o se aprenderá mal.

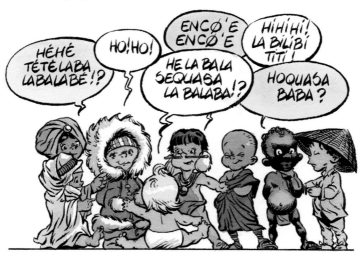

• Normalmente, el lenguaje se adquiere a partir del segundo año de vida.
  – Los balbuceos y los sonidos vocales constituyen el lenguaje del bebé hasta los 6 meses.
  – A partir de los 6 meses, empezará a imitar todos los sonidos que escucha.
  – A los 9 meses, ya dice palabras con dos consonantes: «ma-ma».
  – Al año, el bebé ya tiene su propia jerga: dice cosas incomprensibles aunque con muchas entonaciones.
  – En torno a los 15-18 meses ya sabe decir algunas palabras, como, por ejemplo: papá, mamá y los nombres de algunas personas y objetos; lo entiende todo y sabe obedecer una orden simple.
  – A partir de los 20-24 meses empieza a interesarse por el lenguaje, a repetir palabras o al menos el final de ellas y a designar los objetos por su nombre.
  – A partir de los 2 años, el lenguaje se desarrollará cada vez más; el bebé asociará dos palabras y elaborará frases cortas con una intención significativa.
  – A los 3 años se expresa bien y dirá «yo» cuando se refiera a él, mientras que hasta entonces hablaba del «bebé».

• Estos elementos son meros puntos de referencia, ya que no todos los niños siguen la misma evolución: algunos empiezan a hablar muy pronto y otros lo hacen más tarde. Einstein tenía muy preocupados a sus padres porque a los 4 años aún no había empezado a hablar.

• La evolución del niño debe juzgarse en el conjunto de las capacidades que va adquiriendo (control muscular, control de la higiene, lenguaje) y no teniendo en cuenta tan sólo una de ellas. Por ejemplo: un niño puede tardar en empezar a hablar, pero, por el contrario, su capacidad manual y para andar ser normales. En ese caso, no hay por qué preocuparse: está evolucionando a un ritmo distinto en campos diferentes.

Problemas principales del lenguaje

El problema de la articulación
El bebé comprende las palabras y las utiliza correctamente, aunque siempre comete el mismo error en su pronunciación. Por ejemplo: «socolote» en vez de «chocolate», «palda» en vez de «falda»… Esto es normal hasta los 5 años. Si a partir de esa edad sigue igual, hay que consultar y plantearse una reeducación supervisada por un logopeda.

El bebé tiene pronunciación nasal: no consigue pronunciar la «R» ni la «Q», por ejemplo. Puede que tal vez tenga un problema de amígdalas, vegetaciones o una malformación del paladar.

El retraso en el habla

El niño repite correctamente palabras sueltas, pero le cuesta asociarlas para formar una frase.

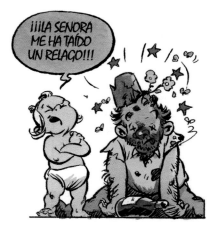

Por ejemplo: «La senora (señora) me ha taído (traído) un relago (regalo)». A partir de los 4 años, el retraso en el habla debe ser estudiado por el médico y reeducado por un logopeda.

El retraso en el lenguaje

Normalmente está relacionado con el retraso en el habla. El vocabulario del bebé es pobre, las frases están mal construidas y con frecuentes inversiones. Por ejemplo: «El juguete ha papá roto». Es algo que debe tratarse enseguida, antes de que el niño empiece a ir a la escuela, ya que se corre un riesgo irrecuperable en el aprendizaje de la lectura. Los problemas de lenguaje están relacionados a menudo con el retraso en el lenguaje, aunque afectan a los niños de más de 3 años.

A los 3 años se estima que hay entre un 3 y un 8 % de niños con problemas de lenguaje; afectan dos veces más a los niños que a las niñas, y a menudo se dan casos parecidos en la familia. El 80 % de los problemas son puramente fonológicos; de ellos, un 70 % afecta a la riqueza y expresión en el lenguaje y un 30 % a la comprensión. Estos últimos son los más graves.

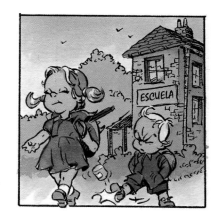

En torno a los 7-8 años, el 20 % de estos niños sigue teniendo trastornos, que se manifiestan en problemas de orden escolar: matemáticas, lectura u ortografía.

Qué hacer y qué no hacer

• Es importante hablar lo máximo posible a los niños: sin estímulos, el lenguaje no se puede adquirir. Así pues, suele haber más retrasos entre los gemelos y los niños educados en colectividad, mientras que los hermanos mayores suelen hablar antes que el resto de hermanos de la familia.

• La comprensión de las palabras es más importante que su pronunciación. Los niños suelen comprender más palabras de las que son capaces de pronunciar. Cuando se le somete a algún test, nos quedamos asombrados ante el vocabulario que posee un niño.

• Si un niño no habla, hay que pensar en un posible problema de audición (sordera más o menos completa) y consultar con un especialista a fin de realizar las pruebas pertinentes.

• Si el niño es capaz de escuchar toda clase de ruidos (música, la radio y la televisión, el ruido de la calle…) pero no comprende bien las palabras, es posible que tenga una mala audición para las frecuencias agudas. En ese caso, a menudo le cuesta pronunciar algunas consonantes (en especial la «s»).

• Haz que el otorrino le someta a un examen para detectar una posible sordera.

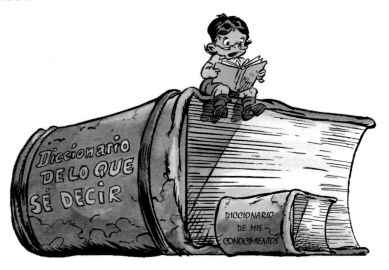

• Las ganas de hablar sólo existen si el bebé también tiene ganas de comunicarse. Algunos niños no hablan porque viven completamente inmersos en su mundo interior.

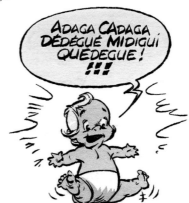

• Ayuda al niño que no habla y que no consigue hacerse entender: si no lo hace es porque no puede. Correrías el riesgo, por ejemplo, a provocarle una rabieta.

• No debes sorprenderte que exista un ligero retraso en la adquisición del lenguaje si el niño vive en un ambiente bilingüe: son dos las lenguas que debe adquirir. Al principio puede que mezcle los dos idiomas, pero al final acabará diferenciándolos.

• Habla con tu hijo de forma normal, evitando el lenguaje de los bebés.

• Algunos niños emplean durante mucho tiempo el «lenguaje de los bebés»; eso es algo que se corrige durante el primer año en el colegio. A menudo es «el pequeño» de la familia; no olvides que tu deseo de verle crecer también es muy importante.

• No critiques constantemente su lenguaje de bebé; no puedes exigirle a un niño de 3 años un lenguaje «académico».

• Por diversas razones, el lenguaje de un niño (como cualquier otra capacidad) puede experimentar una regresión pasajera: por una enfermedad, por la llegada de un hermano o una hermana, por un cambio en la familia, porque empieza a ir a la guardería… No te preocupes: no es más que una fase pasajera.

Tratamiento

Belladonna
El bebé es muy locuaz, pero no se entiende lo que dice; respuestas incoherentes; tendencia a tartamudear; es muy vivaz y movido, aunque está abatido si está enfermo.

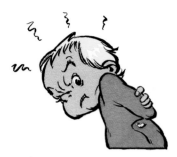

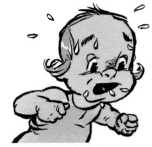

Bryonia

El bebé se muestra gruñón, taciturno y le irrita cualquier cosa que le digas; balbucea al hablar y dice incoherencias.

Mercurius solubilis

Es lento cuando tiene que responder a algo; sus palabras son ininteligibles y habla deprisa y tartamudeando.

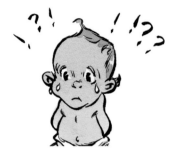

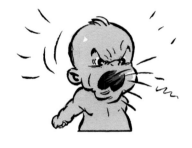

Causticum

Se echa a llorar por cualquier cosa; no le salen las palabras, confunde las sílabas y las letras, balbucea, empieza una frase y no puede terminarla y tartamudea cuando está contrariado.

Hyosciamus

Carácter difícil y violento; elocución balbuceante, fuerte, ruidosa y sin ningún sentido; no encuentra la palabra adecuada.

Stramonium

Habla balbuceante y precipitada; tartamudeo; tiene que esforzarse un buen rato antes de pronunciar una palabra; le da miedo quedarse solo por la noche; imaginación exaltada.

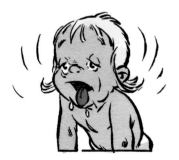

Trucos y argucias

• El **método de audiofonología del Dr. Tomatis** puede dar muy buenos resultados si las indicaciones son adecuadas y se realiza bien la reeducación.

• Oligoelementos: **Litio** (niños nerviosos).

• **La ortofonía clásica** mejora mucho los resultados, pero a costa de sesiones muy largas, cuyos frutos son a veces lentos. Si la relación de tu hijo con el logopeda es buena, los resultados serán mejores.

Cuadro de tratamientos

Elige el remedio en función de los criterios que mejor se correspondan con tu hijo (9 CH 1 o 2 veces al día).

• Habla balbuceante
  - Bryonia, Hyosciamus

• Habla dubitativa
  - Nux moscata: **duerme mucho; humor cambiante.**

• Habla incoherente
  - Bryonia, Hyosciamus
  - Lachesis: **locuacidad extrema; no soporta que le agarres por el cuello.**
  - Phosphorus: **longilíneo; miedo a las tormentas; emotivo; locuaz.**
  - Stramoniun

• Habla lenta
  - Helleborus, Lachesis

• Habla precipitada
  - Hepar sulfur, Hyosciamus, Lachesis, Mercurius solubilis

• Habla ininteligible
  - Belladonna, Hyosciamus, Stramonium

• Mutismo
  - Belladonna, Nitricum acidum

• Tartamudeo
  - Belladonna, Causticum, Mercurius solubilis, Nux vomica, Stramonium

Utilización de los tratamientos

Para las (los) que no disponen de la obra **Homeopatía**, recordaremos aquí algunos principios para utilizar los tratamientos homeopáticos. Asimismo, precisamos las particularidades sobre cómo deben administrarse estos remedios al bebé.

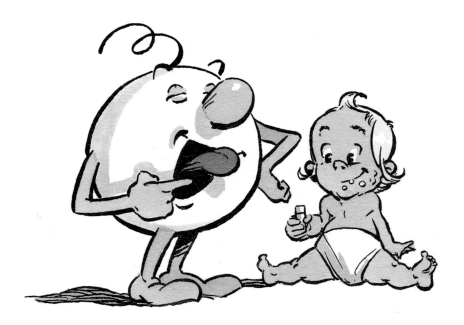

• Salvo que se indique otra cosa, utiliza los remedios citados en 5 CH.

• El bebé puede tomarse enteros los gránulos o bien disueltos en un poco de agua mineral. También puedes preparar un biberón con 50 ml de agua y 10 gránulos, que podrás ir administrándole a lo largo de todo el día, por ejemplo, cada hora. Ten paciencia, ya que los gránulos tardan en disolverse. No vuelvas a calentar el biberón, ya que el calor anula el efecto de los remedios.

• No se los des después de una comida; espera al menos una hora y media (salvo que sea un caso urgente).

• Algunos tratamientos anteriores, como la vacuna antivirólica, los antibióticos o la cortisona, pueden entorpecer el efecto de los tratamientos homeopáticos. En ese caso, se precisa un tratamiento previo. Consulta con tu homeópata.

• Durante el tratamiento, evita las friegas en el pecho; hay muchas pomadas y ungüentos que pueden inhibir el efecto de los tratamientos.

• No te obsesiones por darle la cantidad exacta de gránulos; lo importante es la disolución, elegir un buen tratamiento y la frecuencia de las tomas. Para abrir una puerta basta con una sola llave: ¡la correcta!

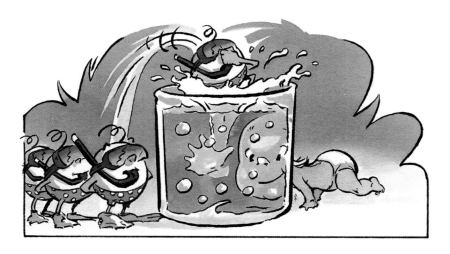

• Si dudas entre varios tratamientos, no hay ningún inconveniente en darle 2 o 3. Esto es posible en el caso de los que se disuelven: 4 CH o 5 CH. Así es como se preparan los «complejos».

• La toma de una dilución puede repetirse a menudo, por ejemplo, cada cuarto de hora, en los estados agudos. Luego, tras la mejoría, hay que espaciar la toma. Si no se produce una mejoría, lo más habitual es que el tratamiento no se adapte a los síntomas.

• Los tratamientos con una disolución más alta (9 CH, 15 CH, 30 CH) se toman con menos frecuencia: una o dos veces al día, una vez a la semana o al mes. Para más información e indicaciones, *véase Homéopratique* (Éditions Jouvence, reedición 2007).

• ¡Si los síntomas cambian, el remedio también debe hacerlo! Ésta es la razón por la que, a menudo, en los estados agudos, es práctico administrar «complejos». Se trata de un preparado que contiene los tratamientos más frecuentes correspondientes a la evolución de una enfermedad. Los complejos se presentan normalmente en gotas o comprimidos. A menudo, las gotas de los complejos suelen contener alcohol.
    – Mezcla unas gotas con un poco de agua o prepara un biberón de 50 g con diez gotas, que repartirás a lo largo del día.
    – Tritura el comprimido y disuélvelo en el agua.

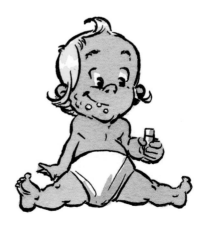

Vómitos

El vómito es la expulsión del contenido del estómago después de haber comido. Hay que diferenciarlo de las regurgitaciones, que son simples rechazos de pequeñas cantidades de leche que acompañan al eructo, sin esfuerzo ni malestar, después de las comidas.

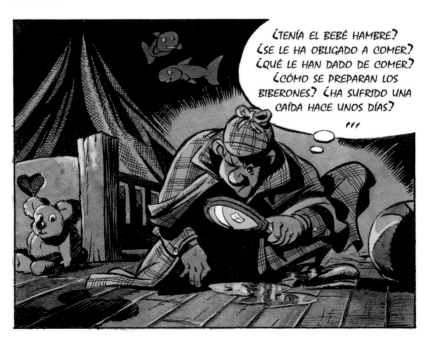

Diagnóstico

• Sólo hay que preocuparse cuando los vómitos se repiten. Un vómito aislado no tiene ninguna importancia; puede que el bebé haya bebido demasiado deprisa o haya sufrido una mala digestión.

• Hay que preguntarse acerca de:
  – la edad en que aparece el vómito;
  – la hora con respecto a la comida;
  – la abundancia; el carácter (meramente alimenticio, con bilis, con hilillos de sangre, si hay chorro o no);
  – las circunstancias del momento en que se produce (¿Tenía hambre? ¿Le has obligado a comer? ¿Qué ha comido? ¿Cómo preparas los biberones? ¿Ha habido algún cambio en la dieta? ¿Un nuevo alimento? ¿Una intoxicación? ¿Ha sufrido una caída hace unos días? ¿Ha habido cambios en su vida? ¿Ha experimentado alguna impresión?);
  – los síntomas que lo acompañan (fiebre, palidez, diarrea, estreñimiento, gases, dolores abdominales, llantos, se retuerce, rinofaringitis, dolor de oído);
  – el estado general (palidez o tez rosada, pérdida de peso…).

• No hay otros síntomas:
El bebé tiene la piel rosada y, en general, goza de un buen estado de salud; en ese caso puede tratarse de un simple error en la dieta (*véase* pág. 31-60).

  • Avisa al médico si:
  – el bebé está pálido, rechaza el biberón, vomita y no quiere hacer de vientre;
  – el bebé tiene menos de 2 meses, ha estado bien hasta ese momento, vomita entre 15 y 30 minutos después de las comidas y conserva el apetito;
  – los vómitos son amarillos, con bilis o hilillos de sangre.

  • Hay otros síntomas:
  – diarrea: se trata de una gastroenteritis (*véase* pág. 85). ¡Rehidrata al bebé!
  – tos: rinofaringitis, tos ferina (*véase* pág. 149, 157).
  – fiebre: comprueba si tiene síntomas de otitis o de infección de orina.

• Avisa al médico si:
– el bebé está muy cansado, somnoliento y tiene la tez pálida o grisácea; sobre todo si tiene fiebre o si se ha caído de sueño el día antes.

Causas frecuentes

• Cambio o «presión» alimenticia: el estado general es bueno.

• Intolerancias alimenticias (leche de vaca) con: diarreas, urticaria, dolores de barriga, gases; otro tipo de intolerancias son más raras (excluir el
alimento causante).

• Estenosis del píloro; el estómago no se vacía bien (en un 80 % de los
casos se trata de niños de entre 1-3 meses); vómitos entre 15-30 minutos
después de las comidas; el bebé conserva el apetito y tiene mucha sed.
¡Consulta con el médico!

• Reflujo gastroesofágico (si el cardias no está cerrado, la comida vuelve a
subir); provoca sobre todo regurgitaciones. El bebé no adelgaza y puede
presentar otros síntomas: problemas para
respirar, tos durante la noche, palpitaciones… A veces, la acidez del estómago
puede inflamar el esófago: llantos, rechazo del biberón, vómitos teñidos de sangre.
¡Consulta con el médico!

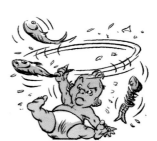

Qué hacer y qué no hacer

• No hagas caso de los vómitos después de un exceso de comida, un
error en la alimentación o una intoxicación.

• Algunos bebés tienen un estómago «frágil» y vomitan con frecuencia.
No debes preocuparte, ya que al final la situación termina mejorando.

• Algunos bebés vomitan cuando se meten el dedo en la boca para chu-
párselo.

• Mantener al bebé sentado o semisentado. Si hay que acostarle, es mejor
hacerlo de lado.

• Hay que calmar y tranquilizar al bebé; mejor no alarmarse, ya que un bebé siempre se siente angustiado cuando vomita.

• Darle algunos sorbos de agua si lo desea.

• En las «crisis de acetona» (muy raras), darle algunos sorbitos de una solución de rehidratación (*véase* pág. 85).

• En caso de reflujo gastroesofágico, acuesta al bebé de espaldas, levantándole la parte superior del cuerpo. Usa «leches antirregurgitaciones» a base de algarroba o arroz, o bien espesa los biberones con Gumik. Los médicos suelen recetar antiácidos o antivomitivos. Lo más normal es que los reflujos desaparezcan a partir de los 6 meses o cuando el bebé empieza a andar.

• En cuanto a las intolerancias a la leche de vaca, la «norma» es administrar Pregestimil; las cosas volverán a la normalidad rápidamente. Puedes usar leches de soja, aunque debes saber que el 20 % de los niños que sufren intolerancia a la leche de vaca también la tienen a la de soja. Hay otras «leches vegetales», como la leche de almendras, que pueden solucionar el problema.

Tratamiento

Los siguientes tratamientos deben tomarse en 5 CH, 3 gránulos, cada hora en función de los síntomas y de forma más espaciada tras la mejoría. El Cuprum metallicum se administra sistemáticamente y, en algunos casos, junto con otro tratamiento.

Cuprum metallicum
Vómitos desde el nacimiento, a chorros; dolor de barriga; espasmos visibles de los músculos abdominales; meteorismo.

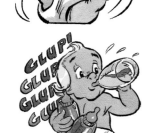

Arsenicum album
Vómitos violentos después de haber comido o bebido y diarrea; el bebé está débil, ansioso y agitado; boca seca; tiene mucha sed y quiere beber pequeñas cantidades de agua en repetidas ocasiones.

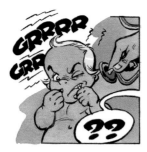

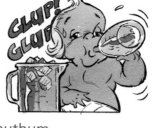

Antimonium crudum

Vómitos acompañados de eructos ruidosos; rechazo de la leche ácida desde que empieza a mamar; lengua recubierta de una capa lechosa; se niega a que lo examinen.

Bismuthum

Vómitos después de haber comido; heces abundantes, líquidas y fétidas; muchas ganas de beber agua fría.

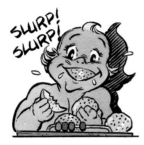

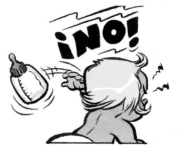

Nux vomica

Vómitos ácidos, eructos y aliento ácido; quiere alimentos ácidos y fruta, pero los tolera mal; nervioso e irritable.

Ignatia

Vómitos tras una rabieta o cuando tiene miedo; regurgitaciones; flatulencia; tolera mejor los alimentos indigestos; nervioso y humor cambiante.

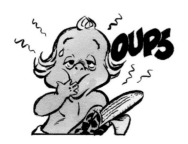

Ipeca

Rechaza la comida; siente náuseas sólo con ver los alimentos; no tiene la lengua hinchada; a los vómitos le sigue la diarrea; está pálido y tiene ojeras.

Trucos y argucias

• Para el niño de pecho: dale de beber (sobre todo si tiene cada vez más diarrea) pequeñas cantidades de agua, junto con soluciones rehidratantes como **Alhydrate, Lytren, Adiaril, Ges 45...**

• Para el niño más grande: puedes usar Coca-Cola fría en pequeñas cantidades.

• Plantas: **eneldo, prímula, correhuela.**

Diarreas

Un bebé suele hacer de vientre entre 2 y 3 veces al día. Sólo podemos hablar de diarrea si las heces son más frecuentes y líquidas de lo normal.

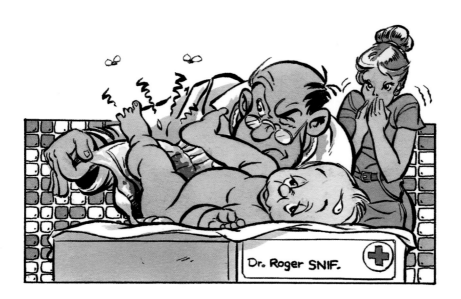

Diagnóstico

Hay dos tipos de diarreas agudas:
• las heces son de color amarillo o verde, su olor es normal, con o sin emisión de gases, aunque sí más abundantes y líquidas. Se trata de la diarrea simple del bebé, que es la más frecuente.

• las heces están mezcladas con flemas, pus o sangre, y su color y olor han cambiado. El bebé está inquieto, fatigado y postrado. Entonces es necesario analizar las heces: consulta inmediatamente con el médico.

Causas

En el caso de una diarrea simple hay que plantearse la posibilidad de: una infección viral (gastroenteritis, «gripe intestinal»); una infección a distancia que provoca como reacción una diarrea (otitis, rinofaringitis, infección pulmonar); la dentición; ciertas enfermedades del tubo digestivo; una reacción por haber tomado un medicamento o por una intoxicación, y un cambio o un error en la dieta (*véase* pág. 31: «Lactancia artificial»).

Qué hacer y qué no hacer

• Asegurarse de que se trata realmente de diarrea: anotar el número, la consistencia, el color y el olor de las heces. Cuando son muy líquidas es posible que sean absorbidas por los pañales y pasen desapercibidas.

• Controlar la temperatura, el peso, el estado y color de la piel, la respiración, la fontanela, etc. En caso de síntomas poco habituales, avisa al médico.

• Sea cual sea la causa de la diarrea, deja de darle leche, productos lácteos, legumbres verdes, zumo de frutas y fruta (salvo plátano y manzana cruda).

• En el caso de que el bebé tenga menos de 3 meses y la diarrea sea importante: darle tan sólo una solución rehidratante (agua+sal+azúcar) durante 24 o 48 horas y avisar al médico (el bebé corre el riesgo de deshidratarse).

• Si el bebé es más grande, darle un puré de zanahorias o féculas (arroz, pasta, patatas…) o bien plátano o manzana cruda.

• Si el bebé tiene fiebre debe beber a menudo. *Véase* pág. 137: «Fiebre».

• Si el bebé vomita, dale a menudo la solución rehidratante en pequeñas cantidades. Si los vómitos persisten, avisa al médico.

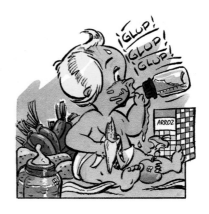

• En caso de gastroenteritis, ve con cuidado para evitar el contagio: lavarse bien las manos; utilizar ropa de baño y utensilios para comer que sólo emplee el enfermo; lavar los juguetes, chupetes… y todo lo que el bebé se lleve a la boca.

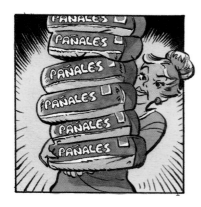

• Cuando las heces vuelvan a ser normales, retoma de forma paulatina la dieta habitual, volviendo a introducir sobre todo la leche mezclándola progresivamente con leche de sustitución.

• Hasta los 3-4 meses, esteriliza los biberones y las tetinas; *véase* pág. 31: «Lactancia artificial».

• Una sobrealimentación puede ser el origen de algunas diarreas.

• Si la diarrea persiste a pesar de un régimen estricto durante 48 horas, avisa al médico.

Tratamiento

El tratamiento es, sobre todo, dietético: una dieta correcta suele acabar con la diarrea en la mayoría de los casos.

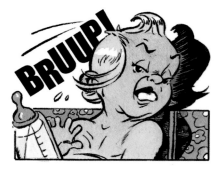

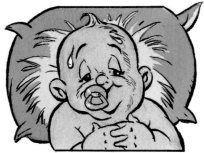

Antimonium crudum

Diarrea líquida con materias sólidas y leche cuajada; alternancia de diarrea y estreñimiento; consecuencia de un exceso alimenticio; el bebé rechaza cualquier alimento.

Calcarea carbonica

Diarrea ácida, heces espumosas; diarrea de la dentición; heces rojas e irritadas; alternancia con el estreñimiento; el bebé está gordo y tranquilo; costras de leche; transpiración de la cabeza.

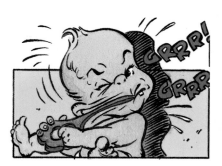

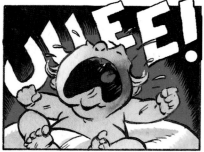

Podophyllum 15 CH

Diarrea amarilla, abundante, indolora y fétida durante la dentición; el bebé gime y se muerde las encías.

Chamomilla

Diarrea verde, viscosa, líquida e irritante; flatulencia y gases que no le alivian; período de dentición; el bebé está gruñón, colérico y caprichoso.

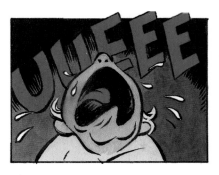

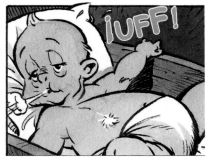

Rheum
Alimentación agitada; el bebé grita y llora; transpiración agria en la cabeza y el cuerpo; heces espumosas y nalgas rojas.

China
Diarreas crónicas, agotadoras e indoloras; vientre hinchado, alargado y sensible al tacto; heces gordas, pastosas y blandas.

Trucos y argucias

• La diarrea del bebé que se alimenta de leche materna, con nalgas rojas, heces espumosas y dolores de barriga puede tratarse con una solución de carbonato de calcio (10 g): 1 cucharadita antes de darle el pecho. No dejes de amamantar al bebé; haz que tome toda la leche posible.

• El bebé se alimenta con leche maternizada, devora los biberones y sus heces son muy abundantes y blandas: la lactosa que contiene la leche, ingerida en cantidades excesivas, fermenta (gases). Hay que cambiar de leche y darle otra que contenga tanto lactosa como dextrina maltosa. Consúltalo con el pediatra.

• Si el bebé tiene vómitos, además de diarrea, dale **biberones ligeramente fríos** (introdúcelos en el frigorífico).

• Receta de la **sopa de zanahoria**: 500 g de zanahorias para un litro de agua; hervir durante 1 hora y media y añadir una cucharadita rasa de sal por cada litro de sopa. También se puede mezclar un bote pequeño de zanahorias dietéticas con idéntica cantidad de agua mineral: la sopa de zanahorias estará lista al instante.

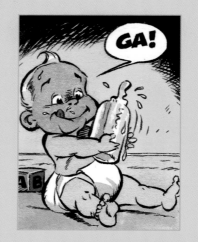

• Receta de la **solución rehidratante**: 1 litro de agua + 8 cucharaditas de azúcar + 1 cucharadita de sal; administrar en taza.

• **Ipeca TM**: 2 gotas/100 ml de agua, una cucharadita antes de los biberones (si las heces adquieren un color verde en contacto con el aire).

• Oligoelementos: **Azufre, Manganeso-Cobalto, Manganeso-Cobre**.

Estreñimiento

Las heces son duras, a menudo en forma de bolitas y pueden venir acompañadas de dolores abdominales. En el caso de que el bebé las haga cada 2 o 3 días, de que su consistencia sea normal y no existan dolores, no se trata de estreñimiento.

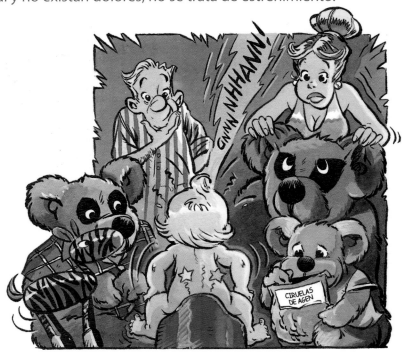

Diagnóstico

• El estreñimiento puede aparecer acompañado de fiebre, dolor de garganta… Ver los capítulos correspondientes. Aquí nos ocupamos básicamente del estreñimiento aislado.

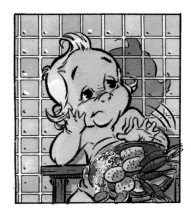

• Un bebé al que se le está dando el pecho suele hacer de vientre casi cada vez que se le amamanta. A partir de la diversificación alimenticia (cf. pág. 47), el estreñimiento es más frecuente.

• Si el estreñimiento aparece acompañado de fiebre, dolores de barriga, vómitos, sangre en las heces o si es insistente: consulta con el médico.

Qué hacer y qué no hacer

• No le des nunca laxantes, ya sean vegetales o no.

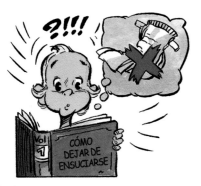

• El estreñimiento del bebé al que se le está dando el pecho puede estar relacionado con el de la madre (fruta y verduras para la madre; zumo de frutas para el bebé).

• El estreñimiento es más habitual en el bebé que toma el biberón. Asegúrate de que el biberón no sea demasiado concentrado y dale zumo de fruta natural: naranja, pomelo, mandarina, uva, ciruela…

• Si el bebé es más grande, pasa con más celeridad a las verduras y a la fruta.

• En el caso de los niños más grandes, dale alimentos ricos en fibras: verduras, fruta, salvado.

• No le des nunca al bebé conservas caseras.

• El estreñimiento con heces duras y expulsadas con dificultad puede complicarse con hemorroides en el caso de los niños mayores.

• Evita las estimulaciones del ano; es mejor actuar sobre la dieta alimenticia.

• El bebé puede sufrir estreñimiento mientras está aprendiendo a no ensuciarse.

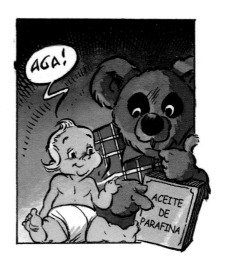

• Es posible que el estreñimiento provoque que sangre ligeramente el ano tras hacer de vientre. Cuidado con las fisuras anales: son pequeños desgarros alrededor del ano, muy dolorosos, que pueden contribuir al estreñimiento; cada vez que hace de vientre, el bebé llora y puede verse un hilillo de sangre en las heces. En ese caso, dale productos a base de aceite de parafina para lubricar las heces (3 gránulos de Ratanhia 5 CH todas las mañanas) y aplícale pomada Homeoplasmina.®

Tratamiento

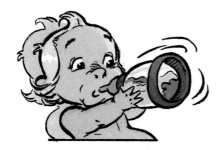

Bryonia
Estreñimiento persistente; el bebé no tiene ganas de defecar; heces negras, duras, voluminosas y secas, como si estuvieran quemadas; a veces le sigue una diarrea.

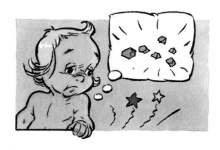

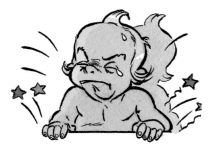

Hydrastis

El bebé no tiene ganas de defecar; heces pequeñas, duras, fragmentadas, rodeadas de flemas y mucosidades espesas y amarillentas.

Alumina

El bebé no tiene ganas de defecar; heces arcillosas y pegajosas; hace grandes esfuerzos incluso para expulsar una hez blanda.

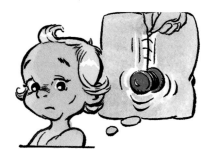

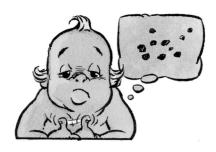

Silicea

Evacuación difícil, heces duras; las expulsa a medias y vuelven a introducirse en el ano; el bebé se muestra violento, débil, flaco, tímido, miedoso.

Graphites

Heces duras, en forma de bolita, con flemas y mucosidades; ano irritado y ocasionalmente dolorido a causa de una fisura anal; el niño está gordo y se muestra indolente.

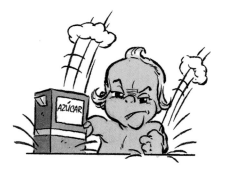

Lycopodium

Heces pequeñas y duras, como arenosas, y en cantidad insuficiente; el bebé tiene un apetito que se sacia enseguida y quiere tomar azúcar; se muestra caprichoso y colérico.

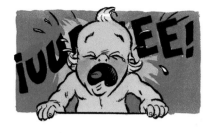

Nux vomica 4 CH

El bebé tiene a menudo ganas de defecar, pero sin resultados; heces que se obtienen tras grandes esfuerzos y gritos; sensación de no haber evacuado.

Natrum muriaticum

Heces duras, en forma de bolita y con mucosidades; quemazón en el ano, que sangra después de defecar; fisura anal; alternancia con diarrea líquida, provocada por las féculas; le apetece tomar sal.

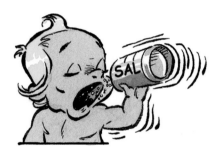

Calcarea carbonica

Heces duras y grandes y más adelante pastosas y líquidas; retraso en la dentición, a la hora de andar y en el cierre de las fontanelas.

Trucos y argucias

• Si el bebé toma biberón, prepararlo 1 o 2 veces al día con un agua Hepar, más laxante.

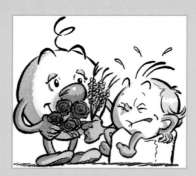

• Darle 1 ó 2 medidas de fermentos lácticos, levadura de cerveza o bífidus.

• Al niño que tiene que hacer grandes esfuerzos cada vez que defeca, dale **Nux vomica** 4 CH todas las mañanas, para evitar la aparición de hemorroides. (Tratamiento para las hemorroides infantiles: **Muriatic acid** 5 CH.)

• Utilizar una licuadora para preparar zumos de fruta y de verduras naturales.

• Plantas: evita las plantas que sean demasiado irritantes para el intestino (Boldo, Sena); mejor optar por otras más suaves: **serpol, geranio, melocotonero, malva, rosa, jarabe de manzana reineta o de extracto de avena...**

• Oligoelementos: **Cobalto, Manganeso-Cobalto-Cobre.**

Dolores de barriga

Son los «cólicos del niño de pecho» que se producen poco tiempo después del nacimiento y que desaparecen de forma espontánea alrededor de los 3 meses y a veces un poco más tarde.

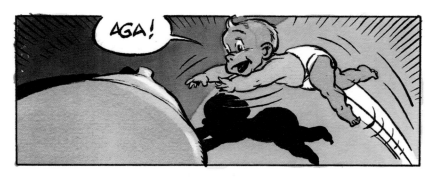

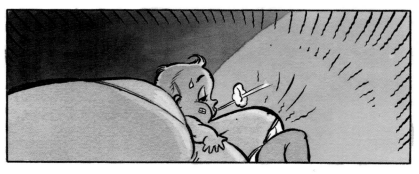

Diagnóstico

• Si se trata de un bebé glotón que se lanza sobre el pecho o el biberón para tragar a toda velocidad y poco después se agita, se retuerce, gime o llora: ¡tiene dolor de barriga!

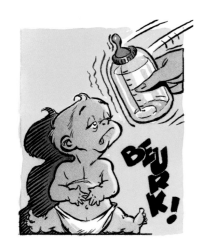

• No eructa justo después de haberle dado el pecho, sino más tarde, con gases y a menudo con un rechazo de leche.

• Esto se repite en todas las comidas y con más frecuencia por la noche.

Qué hacer y qué no hacer

• Debes saber que no es nada grave, aunque sí frecuente, incluso en el caso del bebé al que se le da el pecho. ¡Acabará pasando!

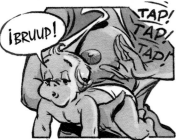

• No te pongas nerviosa a fin de no entrar en un círculo vicioso: el bebé llora porque siente dolor; la madre se preocupa y tiene miedo de que eso se repita con cada biberón; el bebé lo advierte, está tenso cuando toma el biberón y siente nuevamente dolor, etc.

• Existen algunas pequeñas medidas dietéticas que permiten atenuar estos cólicos:

> – Si el bebé toma leche natural maternizada, cambia de leche y usa una que esté adaptada o bien elige leches acidificadas, que son más fáciles de digerir.
> – El bebé no debe tragar demasiado deprisa (ya sea del pecho o del biberón). Acuérdate de detenerte mientras le das el pecho e intenta que eructe (a veces se consigue cambiando de posición durante el amamantamiento).
> – Espacia los biberones.

– Después de darle el pecho, coloca al bebé en la posición en la que parezca estar más cómodo, sentado o tumbado boca abajo.

• Avisa al pediatra si:

– El bebé tiene repentinamente dolor de barriga y rechaza el biberón, vomita y no defeca (corre el riesgo de sufrir una invaginación intestinal, que requerirá su hospitalización).

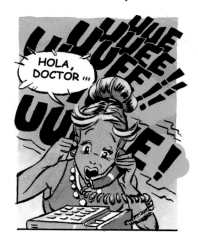

– A pesar de todas las medidas dietéticas descritas anteriormente, el bebé parece seguir sintiendo dolor; entonces puede que sea necesario un tratamiento médico.

Tratamiento

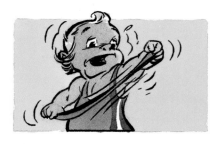

Carbo vegetalis
Agitación y gritos durante las comidas; vientre hinchado; palidez del rostro; eructos tardíos.

Plumbum
Cólicos violentos; el bebé tiene el vientre retraído en vez de hinchado y siente alivio al doblarse; estreñido.

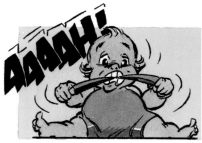

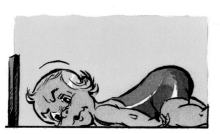

Bryonia
Abdomen distendido; el dolor se agrava después de haber comido y con cualquier movimiento; el bebé se tumba boca abajo, con las nalgas hacia arriba.

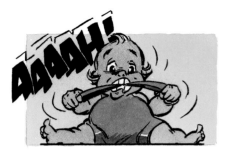

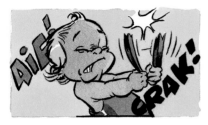

Cuprum metallicum
Conviene administrarlo sistemáticamente con otro tratamiento si es necesario; cólicos y espasmos con gritos agudos.

Magnesia phosphorica
Dolores violentos e intermitentes, que se inician y acaban bruscamente; el bebé se dobla.

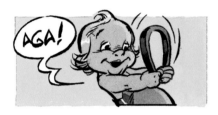

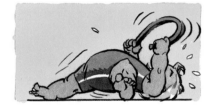

Colocynthis
Cólicos, espasmos alrededor del ombligo; se dobla para aliviarse; crisis con gases alternadas con calma total; siguen a una rabieta.

Dioscorea villosa
Los mismos síntomas que en la Magnesia y el Colocynthis, aunque se siente mejor sentado o echado hacia atrás; cólicos cada pocos minutos.

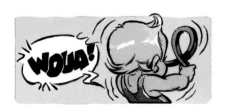

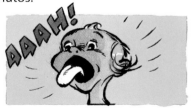

Nux vomica
Cólico con náuseas; el bebé se retuerce de dolor; vómitos violentos que le alivian; nervioso e irritable.

Antimonium crudum
Bebé glotón; cólicos y vómitos después de haber comido demasiado; vientre hinchado.

Trucos y argucias

• Masajear el vientre del bebé para calmarle; eso permite una relación privilegiada y favorece la toma de conciencia de su cuerpo. Dale masajes girando en la dirección de las agujas del reloj y de forma concéntrica partiendo del ombligo.

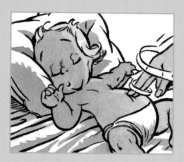

• Calienta una cucharada de sal gorda en una sartén; coloca la sal en un paño, apretándola como si fuera una bola, y aplícalo delicadamente sobre el ombligo para calentarlo. ¡Ten cuidado de no quemar la piel del bebé!

• Dale **levadura de cerveza, Bífidus, Lacteol®...** para la flora intestinal.

• Si las heces son blandas o el bebé tiene diarrea, dale **arcilla (Smecta®).**

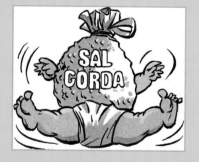

• Dale carbón en caso de que esté hinchado.

• Plantas: **fumaria, romero, rábano negro, valeriana**.

• Oligoelementos: **Manganeso, Cobre**.

Espasmos del sollozo

Es un problema muy frecuente entre los 6 meses y los 2 años, aunque también puede aparecer antes. Los espasmos del sollozo pueden considerarse una forma particular de rabieta (*véase* pág. 125). Fueron descritos por Hipócrates, quien ya señaló su carácter benigno.

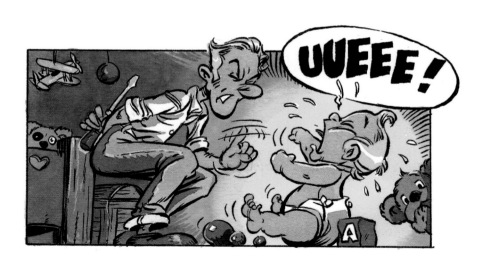

Diagnóstico

Existen tres formas de espasmos del sollozo:

• El espasmo azul

Es el más frecuente y se produce en el 60 % de los casos. Después de sentirse contrariado, de una prohibición o de un dolor, el bebé se echa a llorar, grita y respira cada vez más deprisa; luego la respiración se bloquea, el rostro

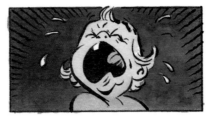

adquiere un color azul, se cae y puede perder el conocimiento. El acceso puede durar entre unos segundos y un minuto.

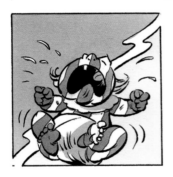

• El espasmo blanco

Se produce en el 20 % de los casos. Después de una frustración y a veces de una caída, de forma muy rápida, con un grito inicial muy breve, o sin grito, el bebé se pone pálido y pierde el conocimiento. La crisis es muy breve.

• El espasmo intermedio

Se da en el 20 % de los casos, aunque esta distinción no está muy clara.

Mecanismo

• El mecanismo del espasmo consiste en un bloqueo de la respiración que se produce en el momento de la espiración y que provoca un reflejo vagal.

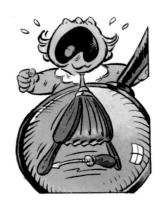

– Si el bloqueo se prolonga, el rostro del niño puede adquirir un tono azul.

– Si el bloqueo es breve, el bebé sufre un espasmo blanco. El reflejo vagal puede provocar pérdida de conocimiento.

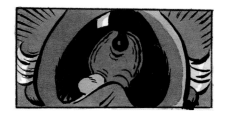

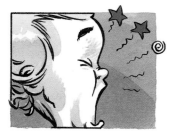

• En cualquier caso, el niño recupera el conocimiento y puede quedarse dormido tras de la crisis; después, todo volverá a la normalidad.

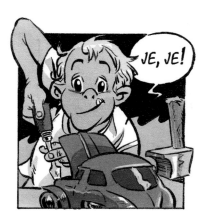

JE, JE!

• Las crisis pueden ser aisladas o producirse de forma continuada, pero en general se espacian cuando el niño crece y desaparecen en torno a los 5 años.

Qué hacer y qué no hacer

• Las pruebas (electroencefalogramas, radiografías…) son normales.

• Debes saber que, aunque sean espectaculares, los espasmos no son graves y pueden reproducirse sin consecuencia alguna para el niño.

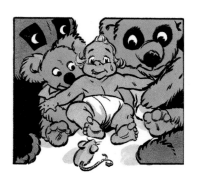

• De todas formas, consulta con el pediatra para descartar una posible causa.

• No te pongas nerviosa; tu actitud debe calmar al bebé, que se siente muy angustiado (sobre todo en el caso del espasmo blanco); tu actitud tranquilizadora le ayudará a evitar reincidencias.

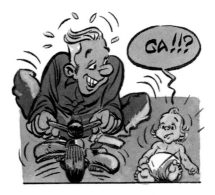

• No confundir con una crisis epiléptica o la espasmofilia. En este caso, la crisis siempre es provocada y la pérdida de conocimiento breve (como mucho unos minutos).

• Haz el menor caso posible a esta clase de crisis, ya que a menudo se trata de una especie de «chantaje» a que el bebé quiere someter a sus padres (*véase* «Rabietas», pág. 125). Es esencial no ceder a la «artimaña» que el bebé ha descubierto para que cedamos ante todos sus caprichos.

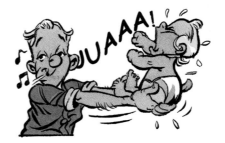

• No le hagas caso, sal de la habitación y deja al bebé solo unos minutos o bien échale un poco de agua fría en la cabeza para calmarle.

• En caso de que pierda el conocimiento, acuesta al bebé de lado, en «posición lateral de seguridad», para impedir que se haga daño.

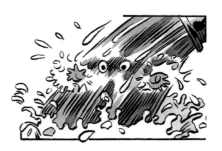

• El niño siempre termina por recuperar la respiración, aunque puedes ayudarle colocándole un trapo empapado con agua fría sobre el rostro, por ejemplo.

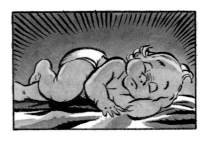

• Dale un «buen golpe» desde el momento en que ves que se aguanta la respiración.

• Los medicamentos no son útiles durante la crisis; de todas formas, nunca se tienen a mano en momentos así. Desde el punto de vista homeopático, hay que administrar al bebé un tratamiento para estados nerviosos y espasmódicos.

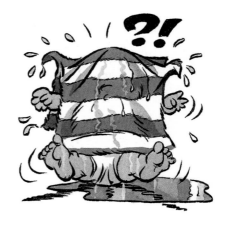

• ¡Lo más importante es saber que no es nada grave! Se trata de una manifestación de ira, dolor o miedo; sobre todo no hay que consentir al niño a fin de que no provoque «su crisis».

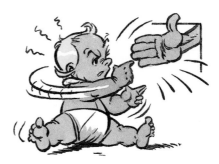

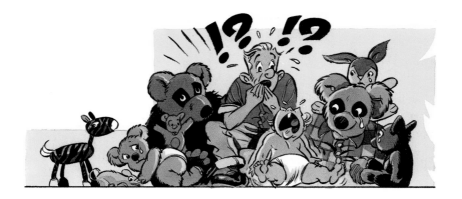

Convulsiones

Es un problema muy angustioso y frecuente: en torno al 5 % de los niños sufren convulsiones antes de cumplir 5 años.

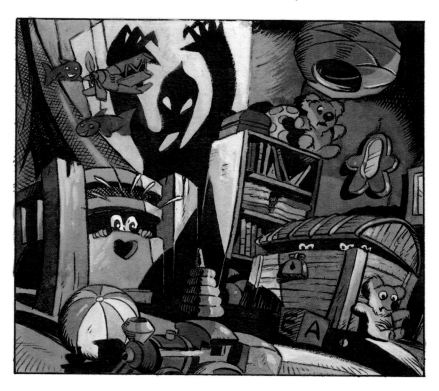

Diagnóstico

• El bebé presenta:
  – una mirada fija o bien ojos pasmados;
  – movimientos desordenados de las cuatro extremidades;
  – más adelante, pérdida de conocimiento de duración más o menos larga; a menudo existe pérdida de orina y/o de heces.

• A veces el bebé presenta simplemente una fase de rigidez a la que sigue otra de flexibilidad con pérdida de conocimiento o una mirada fija y una palidez extrema.

• En cualquier caso se produce una pér-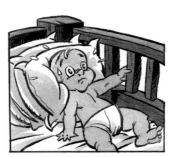
dida de conocimiento, lo que permite
diferenciar las convulsiones de:
  – las minoclonías del bebé: ligeros
  temblores de una extremidad o del
  mentón que desaparecen rápidamente;
  – los escalofríos: temblores cuando
  le aumenta la temperatura;
  – los espasmos del sollozo (*véase* pág. 103).

Causas

• La fiebre es la causa más frecuente (de 1 a 3 años). Las convulsiones aparecen con más de 40 °C. La sensibilidad a la fiebre cambia mucho de un bebé a otro. Casi todos se curan sin problemas si se tratan correctamente.

• Ciertas intoxicaciones, accidentales o medicamentosas (¡respeta las posologías!).

• Problemas de metabolismo: falta de azúcar, calcio, magnesio, sodio… en la sangre.

• Algunas enfermedades raras, como la epilepsia. Ante cualquier convulsión, consulta con el pediatra.

Qué hacer y qué no hacer

• Avisa al pediatra.

• Tranquiliza al bebé y levántale un poco la cabeza.

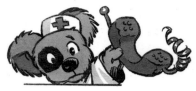

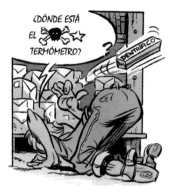

• Acuérdate siempre de tomarle la temperatura.

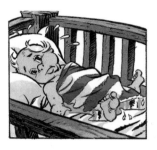

• No le des nada de comer a fin de que pueda respirar tranquilamente.

• Si el bebé tiene fiebre, ponle inmediatamente un supositorio para que le baje (paracetamol…) o envuélvele en paños empapados en agua tibia (1 °C menos que su temperatura). Entre 1 y 3 años hay que tratar la fiebre y sus causas. *Véase*: «Fiebre», pág. 137.

Tratamiento

Aquí sólo nos ocuparemos de las convulsiones febriles. Las otras causas son competencia del pediatra; no modifiques ni abandones nunca un tratamiento sin consultarle. La homeopatía tiene una indiscutible acción positiva sobre las convulsiones causadas por la fiebre. Dale gránulos en 7 CH, disueltos en agua con el biberón y haz que el bebé beba abundantemente.

Belladonna
Convulsiones hipertérmicas; movimientos convulsos de las extremidades; delirio, agitación y luego convulsiones (la acción del tratamiento es espectacular).

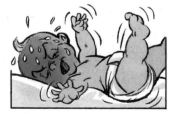

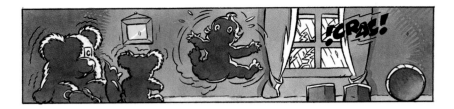

Strammonium

Convulsiones en un lado del cuerpo, mientras que el otro parece estar paralizado; movimientos desordenados de la cara y las extremidades; convulsiones generales con sudores fríos; está peor cuando se expone a la luz; levanta la cabeza y vuelve a dejarla caer sobre la almohada sin cesar.

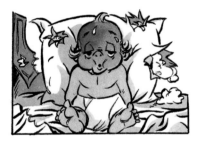

Hyoscyamus

Convulsiones y espasmos después de comer o mucho esfuerzo para tragar, con diarrea líquida; se producen tras un susto o a las lombrices; delirio, alternado con agitación y abatimiento; tiene la cara roja durante la convulsión.

Cicuta virosa

Se producen después de la dentición, lombrices intestinales o un traumatismo craneal; cuerpo arqueado hacia atrás; agitación; gritos y convulsiones violentas.

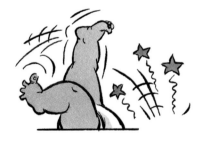

Helleborus

Mueve la cabeza de un lado a otro mientras gime; agitación y torpeza; mirada fija; movimientos automáticos de un brazo o una pierna y de la mandíbula.

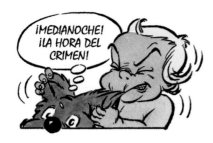

Chamomilla

Se producen después de la dentición o una rabieta; agitación, espasmos, y convulsiones hacia la medianoche; el bebé se muestra caprichoso, colérico, insoportable e hipersensible al dolor.

Trucos y argucias

• La mejor forma de prevenir las convulsiones febriles es una atenta vigilancia de la temperatura del bebé y tomar las medidas pertinentes ante los primeros síntomas. *Véase* pág. 137.

• Evitar los excitantes y los estímulos luminosos (televisor); procura que se calme y déjale una luz tamizada.

• Plantas: **artemisa, muguete, tila, valeriana**, en infusión o en el baño.

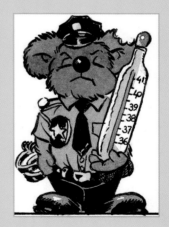

• Oligoelementos: **Manganeso, Litio**.

Trastornos del sueño

Es normal que el bebé se despierte durante la noche alrededor
de los 2-3 meses, ya que está hambriento y aún no es capaz de
diferenciar entre el día y la noche.

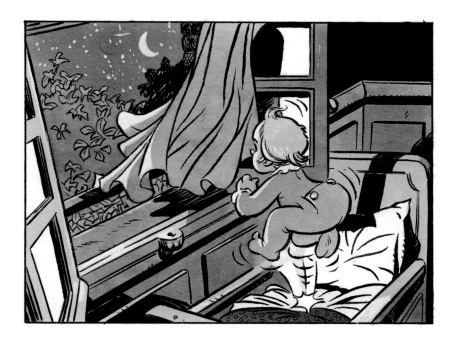

El sueño normal

• El bebé duerme: 20 horas después de nacer, 15 cuando tiene 1 año y 11 a los tres años (hay grandes variaciones individuales). En el caso del recién nacido, el sueño es irregular; duerme entrecortadamente de día y de noche; sin embargo, se regulariza inmediatamente entre el primer y el segundo mes y se organiza en un prolongado sueño nocturno y una siesta hacia los 3 años.

• El sueño también varía: fácilmente hasta los 3 meses; es más largo entre los 3-9 meses y más difícil entre los 9 meses y los 3 años.

• La acción de soñar: el 60 % después de nacer, 43 % a los 3 meses, 30 % al año y 20 % durante la pubertad. Así pues, el bebé sueña mucho y es algo muy importante para su desarrollo físico y psicológico.

• El primer año es esencial para la organización del sueño.

• El hecho de despertarse durante la noche es muy frecuente: el 80 % al año, aunque el 60 % están tranquilos y no nos damos cuenta.

• De medianoche a las 5 de la mañana: el 30 % de los bebés de 3 meses, el 17 % de 6 meses y el 10 % de 1 año ¡no duermen! No hay por qué preocuparse, si el bebé no duerme como desearías.

Insomnios

• Insomnios agitados: el bebé grita, se mueve y sólo se queda tranquilo durante unos breves instantes. Pueden ir acompañados de balanceos, tics…

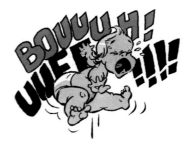

• Insomnios tranquilos: el bebé está con los ojos abiertos durante horas, en silencio e indiferente… ¡Consulta con el pediatra!

• No quiere acostarse (de 2 a 5-6 años): el bebé lucha contra el sueño, se levanta y se derrumba después de un largo rato enfrentándose a sus padres.

• Los miedos y las fobias (de 3 a 6-7 años): miedo a la oscuridad, a los monstruos…

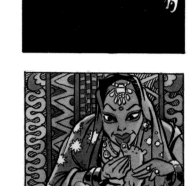

• Para combatir estos miedos, el bebé quiere dormir con sus padres. Necesita un ritual (el osito de peluche, la muñeca, chuparse el dedo, mamá debe abrazarle repetidas veces). El bebé necesita «mimos» para dormirse, quiere que le cuenten un cuento o reclama a su papá…

En la India, las madres acarician y masajean durante mucho tiempo a sus bebés. Muchas mujeres mecen a sus bebés para que se duerman mientras les hablan. La repetición de un ritual ayuda al bebé a sentirse seguro y para él se convierte en un momento de relación privilegiada.

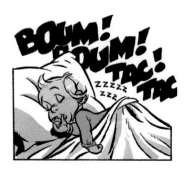

Preguntas-Respuestas

¿Debe dormir el bebé en una habitación tranquila?

En el útero, el bebé escucha los ruidos del intestino, los latidos del corazón de su madre, los sonidos procedentes del exterior… ¡No necesita absoluto silencio para dormir!

Hay que observar al bebé. Si en una habitación tranquila y en penumbra duerme mejor, déjale así, pero deja que duerma en un ambiente más ruidoso si así lo prefiere.

Si el bebé necesita demasiadas condiciones especiales para dormirse corres el riesgo de inculcarle un sueño que se verá perturbado por cualquier «menudencia».

¿Puede dormir el bebé en la habitación de sus padres?

Teniendo en cuenta que hay que darle el pecho, resultará más cómodo colocarlo junto a la cama de su madre; además, eso tranquiliza a todos.

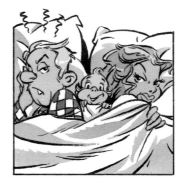

Sin embargo, hay que acostumbrarle lo antes posible a dormir en su habitación; durante el día, acuéstale en ella, o al menos en un rincón en el que se sienta a gusto.

Alrededor del tercer mes es preferible que el bebé duerma en su habitación.

El bebé, por naturaleza, trata de acaparar todo el tiempo de la madre; es algo que le hace sentirse más tranquilo. No olvides que también tienes un marido y que, en las sociedades occidentales, la costumbre es que los padres duerman en una habitación y los niños en otra. No es lo mismo que en África, Asia o en el caso de los esquimales… ¡Allí los niños se desarrollan igual que los de aquí!

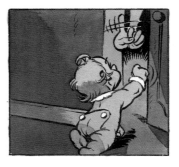

El bebé no debe ocupar el lugar de su padre en la vida ni en la cama de su madre. Con frecuencia, el bebé quiere dormir en la cama de sus padres; no hay que dar pie a esta clase de exigencias, sobre todo si los padres están separados o en el caso de una madre soltera. En ese caso, la tentación, para la madre, es incluso más fuerte.

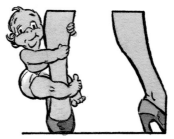

Diagnóstico

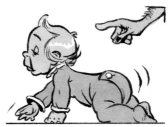

Ante cualquier trastorno del sueño de un niño hay que preguntarse lo siguiente: ¿Cuándo ha empezado? Existe algún factor desencadenante? ¿A qué hora se despierta? ¿Le duele algo?

¿Tiene sed? ¿Tiene miedo? ¿Qué haces para calmarlo? ¿Lo que desea es simplemente escuchar tu voz o hay que mecerlo y mimarlo? ¿El que acude es el padre, la madre o ambos? ¿Ocurre lo mismo cuando duerme en casa de los abuelos o de otra persona?

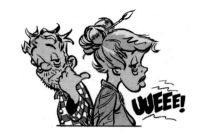

Qué hacer y qué no hacer

• Espacia el último biberón.

• Si se produce alguna novedad: un embarazo, un cambio en la persona que se ocupa de él, el viaje de uno de los padres o una separación, habla con el bebé para calmar su angustia.

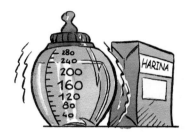

• Si el bebé se encuentra mal: tiene fiebre, dolor por la dentición, tos, fatiga, otitis, etc., acude al pediatra; hay que tratar la enfermedad en cuestión.

• Comprueba la temperatura de la habitación: debe estar entre 18-20 °C y hay que ventilarla bien y aislarla de los ruidos y la luz excesivos. Prueba con diferentes orientaciones de la cama.

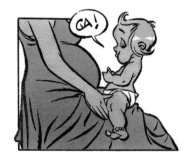

• Salvo en el caso de que haga mucho calor, no existe motivo para que el bebé se despierte para beber. No respondas de forma sistemática con un biberón de agua, ya que te arriesgas a crear una (falsa) necesidad.

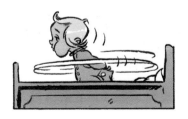

• Hay trastornos del sueño que pueden aparecer cuando el bebé está aprendiendo a no ensuciarse o a andar… Tranquilízale.

• Aprende a reconocer los caprichos; el bebé va a poner a prueba la autoridad de los padres. No entres en su juego cuando exige la presencia de los padres durante la noche; un poco de firmeza permitirá superar ese obstáculo. Explícale con voz firme (aunque sea muy pequeño) que «la noche es para dormir».

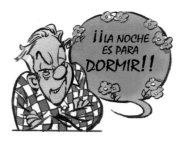

• Si el bebé llama sobre todo a su madre (que suele ser el caso cuando tiene alrededor de 1 año), haz intervenir también al padre con firmeza.

• Poneos de acuerdo sobre la actitud a tomar para que el bebé no detecte una contradicción entre sus padres, si no la aprovechará.

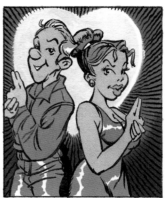

• Al bebé le gusta su entorno y una vida regular; si existe algún cambio, es mejor prevenirle a fin de que le resulte menos duro.

• Entre los 2-3 años puede que el bebé ya esté harto de su cama de barrotes; considera la posibilidad de cambiarla.

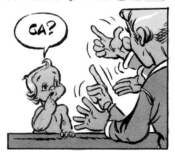

• Evita que el bebé permanezca demasiado tiempo cerca de ti en la habitación; si el piso es muy pequeño, durante la noche puedes instalarle en el salón, en el pasillo…

• La televisión podría ser causa de insomnio. Un niño debe acostarse a una hora razonable; evita que vea películas que puedan darle miedo.

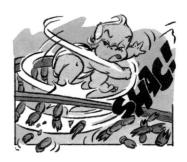

• Evita los calmantes. A veces se llega a un límite: en ese caso, acude al pediatra para que le recete algún tratamiento homeopático.

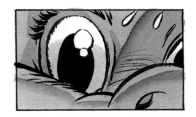

Tratamiento

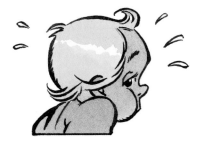

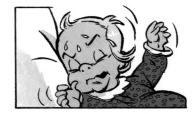

Ambra grisea
El bebé dormita pero no puede dormir; se muestra tímido e inquieto ante cualquier preocupación; no puede defecar ni orinar si alguien le está mirando; se niega a utilizar el orinal.

Belladonna
Siempre se está moviendo; gime, se sacude y tiene espasmos; se destapa mientras duerme; se cae de sueño pero no puede dormir; sudor en frente y manos; pesadillas.

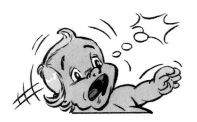

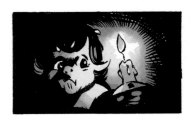

Chamomilla
El bebé se mueve y gime mientras duerme; tiene pesadillas con los ojos entreabiertos; grita cuando se despierta; está cansado pero no duerme; se muestra colérico, grita y llora; está tranquilo cuando le sacan a pasear o va en automóvil.

Stramonium
Miedo a la oscuridad y a quedarse solo por la noche; le cuesta mucho dormirse; se despierta asustado y no reconoce a nadie; pesadillas; alucinaciones con terror; delirios; agitación; rostro enrojecido.

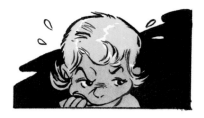

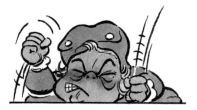

Opium

Insomnio después de un susto; ansioso durante la noche; dormita pero no puede dormir; hipersensibilidad al ruido; grita en pleno sueño.

Cina

Sueño agitado; se sobresalta, grita y le rechinan los dientes; se despierta asustado antes de la medianoche y está aterrorizado; duerme sobre el vientre, las manos y las rodillas; terrores imposibles de calmar.

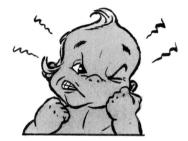

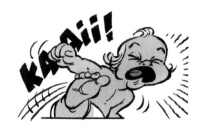

Hyosciamus

Insomnio después de un estado nervioso o una emoción; se sobresalta, ríe y le rechinan los dientes mientras duerme; pesadillas; se despierta sobresaltado y con pavor; le gusta estar desnudo; se muestra colérico y violento.

Borax

Terrores nocturnos si ha estado muy excitado antes de acostarse; rabietas con gritos y patadas; insomnio en caso de fiebre; grita mientras duerme; aftas en la lengua.

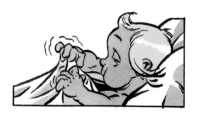

Kali bromatum

Está distraído; sonambulismo; movimiento constante de las manos; terrores nocturnos: se queda dormido manoseando cualquier cosa.

Trucos y argucias

• Masaje del dedo gordo del pie: con el pulgar, masajear la parte inferior del dedo gordo del pie en la dirección de las agujas del reloj, cinco minutos por cada lado.

• Crea y respeta un ritual: contar un cuento, cantar una canción de cuna… Quedarse dormido debe ser un placer: es importante un ambiente cariñoso, mecerle…

• Identifica y respeta los ritmos naturales del bebé.

• Respeta la siesta del bebé hasta los 2-3 años.

• Plantas: **valeriana, flor de naranjo, escholtzia, marrubio, tila, pasiflora… Phytocalm, Euphytose.**

• Complejo homeopático **Quietude**: una cucharada por la mañana y por la noche.

• Oligoelementos: **Litio, Bromo.**

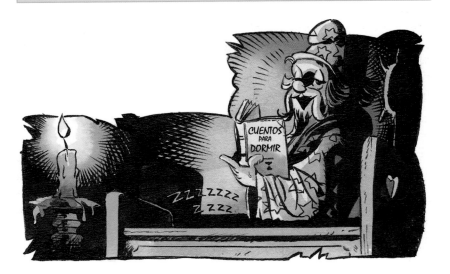

Rabietas

Son manifestaciones de oposición a la autoridad de los padres. Las rabietas suelen ser más frecuentes durante el segundo año de vida.

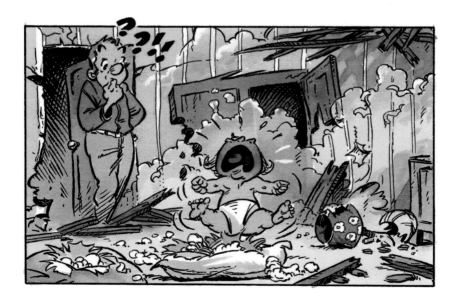

A esta edad, el bebé empieza a forjar su personalidad y toma conciencia de su «yo». Un niño voluntarioso, activo y lleno de energía es más propenso a las rabietas. Afirma sus posibilidades y llama la atención sobre sí mismo. Entra en competición con un hermano o una hermana e imita a su padre y a su madre. Hace lo que le pasa por la cabeza. Una idea provoca una acción inmediata, una oposición a la acción, una rabieta.

El bebé cobra autonomía. Se desplaza y sale a descubrir su pequeño mundo. Quiere tocarlo todo y se lo lleva todo a la boca. La madre le impide tocar determinados objetos y el bebé no lo entiende, sobre todo porque su padre, su madre e incluso su hermano mayor sí pueden tocar dichos objetos. El bebé también quiere hacerlo y su madre le dice que no lo haga. No acepta el hecho de no poder hacer aquello que le apetece.

Entonces se producen las rabietas, que a veces son muy violentas y espectaculares. Así pues, es el resultado del choque de dos voluntades: la de los padres y la del bebé, que aún está formándose. Asimismo, es un medio que el bebé emplea para obtener aquello que desea, lo que explica que las rabietas se den en público (en una tienda, en plena calle…).

Frecuencia

Las rabietas dependen de varios factores:

• Un carácter demasiado rígido de los padres, que multiplican las prohibiciones y, por ende, las situaciones de enfrentamiento. ¡Un bebé de 2 años no tiene necesariamente la misma idea sobre la higiene que su madre!

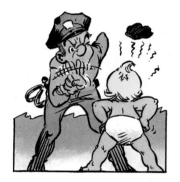

• Unos padres que exigen demasiado. Los Mozart o los ingenieros de 3 años no se cuentan por legiones…

• Un niño demasiado consentido, sobreprotegido, que no ha sido sometido a ninguna disciplina, acaba cruzando tarde o temprano los límites que le establece su madre, lo que provoca un enfrentamiento agudo y una rabieta.

• Un niño que consigue aquello que quiere mediante una rabieta es (objetivamente) instado a repetirla.

• Unos padres que se contradicen desorientan al niño, que necesita puntos de referencia y normas fijas. Una amenaza solemne por parte de uno de los padres debe ser cumplida; en caso contrario, su autoridad quedará en entredicho.

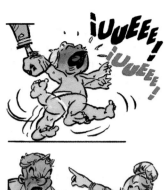

• Los estados nerviosos, la fatiga, las preocupaciones y la moral de los padres hacen disminuir su paciencia, que influye en el comportamiento del niño. Una rabieta provocará una reprimenda más o menos justificada, lo cual supone el riesgo de entrar en un círculo vicioso en las relaciones padres-hijos. Las rabietas se producen con menor frecuencia cuando los padres son prudentes y comprensivos.

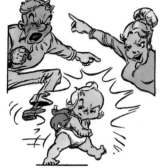

Qué hacer y qué no hacer

• Elimina una posible causa médica que pueda provocar las rabietas. Por ejemplo, una enfermedad crónica que fatigue al niño puede provocarle un mal humor permanente. Consulta con el médico.

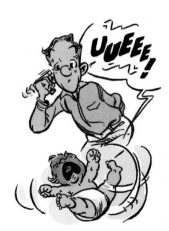

• No consideres anormal a tu bebé por el hecho de que tenga rabietas: es algo totalmente lógico. Asimismo, es el precio que hay que pagar si quieres que tu hijo tenga «carácter».

• Intenta estar tranquila y no ponerte furiosa, ya que responder a la agresividad con más agresividad no es ninguna solución. El mejor remedio, si es posible, consiste en mostrarse indiferente ante la rabieta, dejando al bebé solo si es necesario: una rabieta sin espectadores carece de interés.

Una vez que el bebé se haya tranquilizado, consuélale y mímale, aunque sin darle ninguna chuchería u otra clase de recompensa.

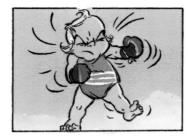

• Trata de limitar el espacio de exploración y, sobre todo, retira los objetos potencialmente peligrosos, para evitar tener que decir no sin parar, ya que el bebé no comprende todas esas prohibiciones; redúcelas a 2 o 3 por día para que pueda entenderlo.

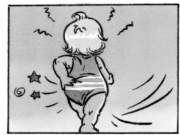

• Ayuda al bebé a cumplir una orden.

• A esta edad, un azote no es una respuesta satisfactoria. Evidentemente, no debes sentirte culpable si le das uno de vez en cuando; puede que esto haga bien… a los padres; sin embargo, explícale el gesto al niño después de la crisis: «Perdona, pero mamá no podía más».

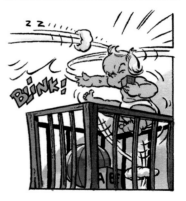

• Teniendo en cuenta que el mejor tratamiento es el preventivo, trata de reducir las ocasiones de disputa: reserva unos espacios de juego donde el bebé pueda desordenar cuanto quiera y acepta el hecho de que se ensucie al comer colocando alguna protección debajo de la silla.

• No trates de mitigar la personalidad y el carácter del bebé: más adelante va a necesitarlos.

• Decide lo que vas a hacer y no le preguntes constantemente la opinión a un niño de 15 meses. Dile: «Ven, vamos a salir de paseo» y no «¿Te gustaría salir de paseo con mamá para hacerla feliz, tesoro mío?».

• La obediencia y la disciplina son necesarias, pero deben imponerse dentro de unos límites razonables.

• Los padres deben ponerse de acuerdo sobre una línea de conducta, sobre lo que está permitido y lo que no y ceñirse a ello; en caso contrario, el bebé no tendrá puntos de referencia.

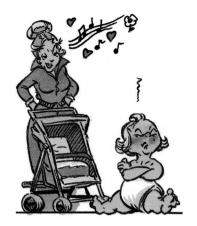

• Si se establece el círculo vicioso rabieta-reprimenda-rabieta, puede ser recomendable una breve separación entre padres e hijos; eso permitirá volver a comenzar sobre una base más sana.

• Pregúntate si una crisis merece la pena y decide lo que quieres: si es mejor dejar que el bebé coma él solo con la cuchara o tener una mesa limpia.

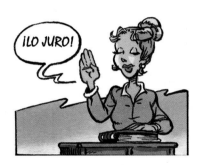

¡LO JURO!

• Si una prohibición provoca una rabieta, explícale al niño que la entiendes –así no se sentirá incomprendido–, pero que eres tú quien decide.

Tratamiento

Eficaces para «calmar», sin ser tóxicos, los tratamientos deben administrarse en 15 o 30 CH una o dos veces al día.

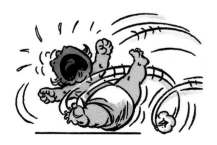

Chamomilla
Rabietas violentas; el bebé es caprichoso, grita y se retuerce por el suelo; quiere todo lo que ve y lo tira en cuanto lo consigue; no soporta que le miren ni que le hablen; está tranquilo si sale de paseo o va en automóvil.

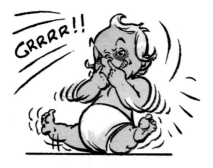

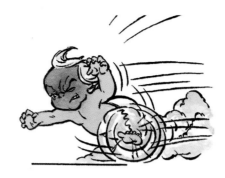

Cina

El bebé está insoportable, gruñón, susceptible y se muestra testarudo; no quiere que le acuesten; grita si se le toma en brazos; por la noche le rechinan los dientes; prurito anal; se frota la nariz o se mete los dedos en ella; está pálido y ojeroso.

Aurum metallicum

Rabieta violenta provocada por la contrariedad; hipersensible a la contradicción; susceptible y rencoroso; ansioso; está alegre pero se pone triste tras una decepción; solloza mientras duerme, aunque sin despertarse.

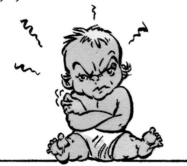

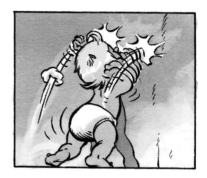

Staphysagria

El bebé está susceptible y se ofende por cualquier cosa; rabia e indignación contenidas; no soporta ni las burlas ni las injusticias; se despierta enfurruñado; grita para conseguir cualquier cosa que luego vuelve a tirar con impaciencia; orzuelos.

Colocynthis

El bebé tiene rabietas por nada y está muy irritable; todo se lo toma mal; no responde con facilidad; tras algunas rabietas, dolores violentos con calambres.

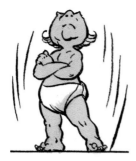
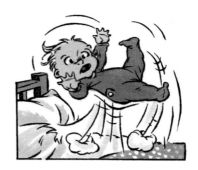

Hepr sulfur

Rabieta violenta ante la menor contrariedad; el bebé está furioso o enfurruñado; piel hipersensible; grita muchísimo en cuanto le tocan; por la noche está angustiado; tendencia a la supuración de la piel (forúnculos…); sudores agrios.

Hyosciamus

El bebé se muestra colérico, desconfiado, celoso, agitado, violento y desafiante; le da miedo quedarse solo, que le muerdan y el agua; se sobresalta mientras duerme; pesadillas y terrores nocturnos; exhibe sus órganos genitales; boca y labios secos.

Tarentula

El bebé está colérico y violento; rompe los objetos, se desgarra la ropa y lanza lejos cualquier objeto que pueda alcanzar con el fin de destruirlo;

está agitado y ansioso y es incapaz de calmarse; alucinaciones; noches agitadas; puede incluso llegarse a caer de la cama.

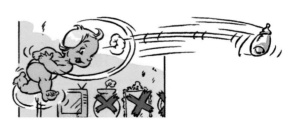

Trucos y argucias

• Plantas calmantes: manzanilla, muérdago, melisa, tila, valeriana, flor de naranjo; Calmositan.

• Oligoelementos: Litio, Yodo, Azufre.

La ránula

La ránula es una afección de la boca debida a una forma de hongo microscópico: *Candida albicans*.

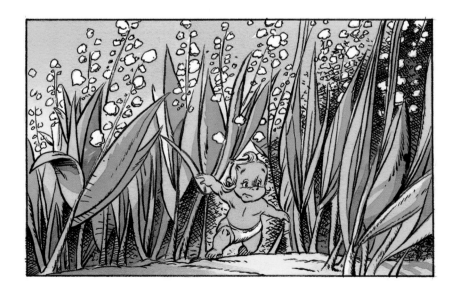

Diagnóstico

La lengua, y a veces también la parte interior de las mejillas y el paladar, están recubiertas de una capa blanca, cremosa y espesa que puede molestar al bebé durante la succión o la deglución; le duele cuando mama y no se termina los biberones. Si no se trata, la ránula puede extenderse por todo el tubo digestivo y provocar vómitos y diarreas; entonces se produce una inflamación de la zona anal. Una causa habitual de la ránula es un tratamiento con antibióticos.

Qué hacer y qué no hacer

• Consultar en el caso de que las lesiones de la boca no se curen con rapidez.

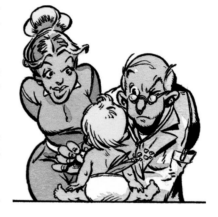

• Consultar en el caso de que el bebé tenga al mismo tiempo vómitos y diarreas.

• En caso de amamantamiento, sé muy estricta con la higiene de los pechos.

• Desinfecta escrupulosamente tetinas y biberones.

• Hay que comprobar si la madre tiene *Candida albicans* (mucosas digestivas o genitales): podría ser ella quien hubiera contagiado al bebé.

Tratamiento

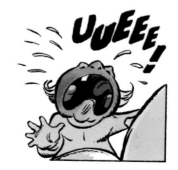

Borax
Manchas de tamaño mediano; dolor mientras se da el pecho al bebé, que deja de mamar para echarse a llorar; diarrea.

Sulfuricum acidum

Capa blanquecina en lengua y boca; salivación abundante; en algunas ocasiones, vómitos, diarreas y aftas.

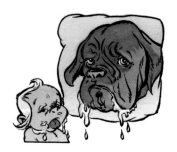

Trucos y argucias

• Los hongos no aparecen en un medio alcalino, sino ácido. Aplicar sobre las lesiones una solución de bicarbonato de soda, agua de Vichy o suero bicarbonatado.

• Aplica sobre las lesiones **Sempervivum tectorum D1** diluida en un poco de agua.

• Vitaminas: **Vitamina C** efervescente con agua de Vichy; remover bien para expulsar el gas.

• Oligoelementos: **Bismuto, Azufre**.

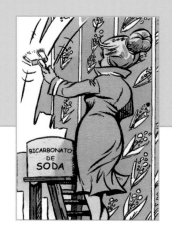

Fiebre

Sólo podemos hablar de fiebre a partir de 38 °C. Hay que controlar la temperatura (cada cuatro horas, por ejemplo) y no contentarse con tocar al niño.

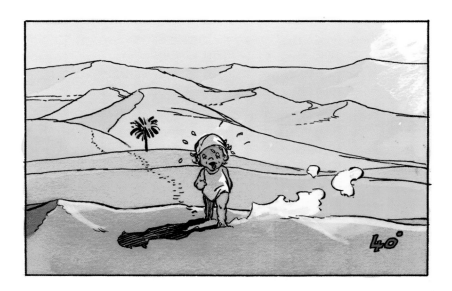

Diagnóstico

• Se usa el mismo termómetro de los padres (actualmente son electrónicos). Lo más frecuente es utilizar la vía rectal, colocarlo debajo de la axila (en este caso, añadir 0,5 °C a la temperatura) o en el oído con un termómetro especial.

• La fiebre es un medio de defensa del organismo, aunque puede ser peligrosa en bebés de menos de 2 años cuando supera los 40 °C: hay riesgo de sufrir convulsiones. Consultar urgentemente cuando la temperatura alcanza o supera los 40,5 °C.

• Tener en cuenta:
  – los síntomas que acompañan a la fiebre: escalofríos, sudores, vómitos…
  – la tolerancia a la fiebre: el niño está gruñón pero sigue comiendo y jugando normalmente: en ese caso no es grave; si el niño está abatido, somnoliento y no reacciona: avisar al pediatra.

• Buscar una posible causa. El niño ha estado:
  – ¿demasiado tapado y ha pasado mucho calor?
  – ¿en contacto con otro niño que padecía una enfermedad contagiosa?
  – ¿le han vacunado recientemente?
  – ¿tiene diarreas y vómitos, además de fiebre?
  – ¿ha sufrido recientemente una caída o una conmoción?
  – ¿le ha dolido algo: el oído, los dientes o la barriga al orinar?
  – ¿le gotea la nariz y tiene tos: rinofaringitis o bronquitis?
  – ¿le han salido granos?

• Tomar la temperatura en cuanto el comportamiento del niño presente algo anormal.

• Consulta con el pediatra si el bebé tiene subidas de temperatura repetidas y breves: le podría estar saliendo algún diente o tratarse de una infección de orina.

Qué hacer y qué no hacer

• Prueba destapando al bebé (piernas y torso desnudos en una habitación a 20 °C).

• Un bebé de pocos meses no regula su temperatura como un niño o un adulto; si está muy tapado y cerca de una fuente de calor puede tener fiebre sin ninguna otra razón.

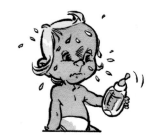

• Dale a menudo de beber, sobre todo si el bebé es pequeño y hace mucho calor.

• Dale un baño 1 °C por debajo de la temperatura (si tiene 39 °C, el agua debe estar a 38 °C) y déjalo en el agua 10 minutos. No le des nunca un baño con agua muy fría.

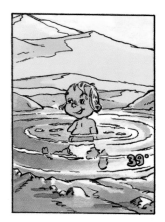

• No dudes en hacer bajar la fiebre, ya que puede ser peligrosa, sobre todo antes de los 2 años. No vas a enmascarar nada haciendo que baje la fiebre. Si la temperatura supera los 39 °C o si no baja con los medios ya indicados, administra al bebé los tratamientos homeopáticos descritos a continuación o (en el peor de los casos) un febrífugo (aspirina, por ejemplo).

• Avisa al pediatra si la temperatura no baja con estos medios; sin embargo, hay que saber esperar si la fiebre se tolera bien, ya que los síntomas no son inmediatos: más tarde pueden salir granos, por ejemplo.

• Si un bebé de menos de 3 meses tiene más de 39 °C, consulta urgentemente con el pediatra.

• Si un niño (sea cual sea su edad) está febril, abatido y somnoliento, consulta urgentemente con el pediatra.

Tratamiento

Aconit

El niño ha contraído un enfriamiento, una insolación e incluso la exposición a un radiador; escalofríos; fiebre alta; ansiedad y

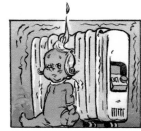

agitación; tiene la piel seca y no suda; rostro enrojecido y ladeado; pálido cuando está de pie; muy sediento.

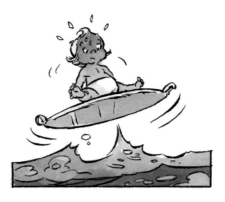

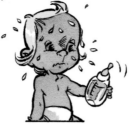

Belladonna

Sigue al Aconit en la evolución; fiebre alta; transpiración abundante; abatimiento; inmovilidad; rostro enrojecido y congestionado; ojos rojos y brillantes; boca seca; el bebé tiene mucha sed, pero le cuesta tragar.

Bryonia

Fiebre progresiva que luego se estabiliza; el bebé prefiere no moverse; boca y labios secos; lengua «quemada» con una espesa capa blancuzca; necesidad de beber grandes cantidades de agua fría; sudores.

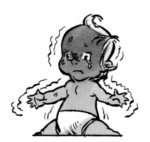

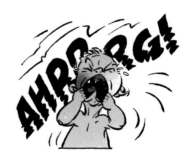

Gelsemium

Fiebre progresivamente alta; escalofríos y temblores; abatimiento e inmovilidad; agujetas generalizadas; rostro enrojecido y ojos llorosos; transpiración abundante; el bebé no tiene sed.

Chamomilla

Fiebre durante la dentición; el bebé tiene una mejilla roja y caliente y la otra pálida y fría; sudor caliente y ácido, sobre todo en la cabeza; necesidad de beber agua fría; escalofríos y frío en todo el cuerpo y calor en el rostro; está agitado e insoportable.

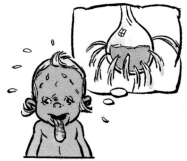
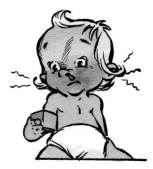

Mercurius solubilis
Fiebre ocasional; escalofríos; sudor ácido y abundante; sed intensa; lengua cargada y espesa que conserva la huella de los dientes; salivación abundante; aliento fétido.

Ferrum phosphoricum
Fiebre inferior a 39 °C; el bebé tiene el rostro enrojecido y luego pálido; sed; puede sangrar por la nariz; tendencia a la otitis.

Arenicum album
Fiebre alta; el bebé está agitado y luego postrado; se encuentra peor entre la 1 y las 3 de la madrugada; friolero; mal aliento; sed intensa; bebe a pequeños sorbos.

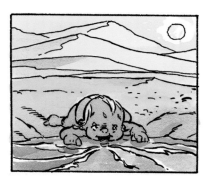

Trucos y argucias

• Si te resulta complicado darle un baño, envuelve al bebé en paños empapados en agua 1 °C inferior a su temperatura.

• Aceites esenciales: **Eucalyptus citriodora, Citrus Aurantium, Lavandula latifolia**; rociar la habitación con un espray.

• Complejo homeopático: **Oscillococcinum** (1 dosis al principio), **Camilia** 2-3 veces al día, en caso de dentición.

• Oligoelementos: **Cobre** (4 veces al día al principio). En período de convalecencia, **Selenio, Zinc** (1 vez al día cada uno).

Dolor de garganta

El dolor de garganta del bebé corresponde a una angina. Es una afección inflamatoria aguda y dolorosa de la garganta o más concretamente de las amígdalas.

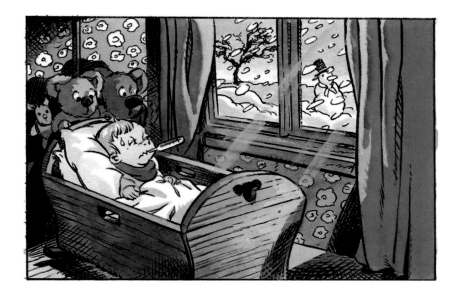

Diagnóstico

• A menudo, después de un enfriamiento o durante una epidemia (cuando hay casos parecidos en la guardería o la escuela), el bebé está gruñón, le brillan los ojos, está cansado y tiene fiebre.

• Le duele la garganta (lo que no se constata de forma evidente antes de los 3 años), no quiere comer o le duele al tragar.

• El examen de la garganta mostrará:
   – la garganta roja en conjunto con un aumento del tamaño de las amígdalas; angina eritematosa (o roja);
   – la garganta roja con puntos blancos en las amígdalas: angina eritematosa y pultacea.

• Pueden aparecer ganglios en el cuello o en la nuca.

• La angina puede ser de origen vírico, que es casi el único caso antes de los 3 años, y en algunas ocasiones de origen bacteriano; en este caso, se trata siempre de un estreptococo hemolítico, que puede requerir un tratamiento antibiótico. Consulta con el pediatra.

Qué hacer y qué no hacer

• No le des al bebé antiinflamatorios ni antibióticos de forma sistemática. En principio, trata la fiebre.

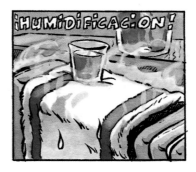

• Siempre puedes probar un tratamiento homeopático; si a las 48 horas no ha demostrado ser eficaz, consulta con el médico homeópata: puede que sea necesario un tratamiento antibiótico.

• Si además del dolor de garganta al bebé le gotea la nariz y tiene tos, se trata de una rinofaringitis.

• Sanear el aire de la habitación donde duerme el bebé: no fumes en ella y evita las motas de polvo y calentarla en exceso; humidifica el aire.

• Si las anginas se repiten, coméntalo con tu homeópata para considerar un tratamiento en profundidad; piensa en una carencia de hierro, sobre todo en los niños que se alimentan con leche artificial; piensa en una posible causa psicológica cuando las anginas se producen repetidamente.

• Ante cualquier patología repetitiva del niño es importante buscar siempre una causa eventual: cambio en la persona que se ocupa de él, un viaje de los padres, cambio de vivienda, de ritmo de vida… Hablar de ello con el niño puede evitar las reincidencias.

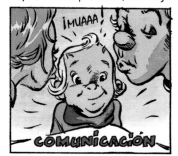

• Si las anginas aparecen junto con una hipertrofia de las vegetaciones, se trata de un problema que podría requerir una intervención quirúrgica, sobre todo si se dan otitis de forma repetida.

Tratamiento

La homeopatía bien empleada y administrada con celeridad resulta eficaz en un 70 % de los casos. Para dar con el tratamiento, examina la garganta con una cucharilla y una linterna. Dale 3 gránulos, entre 3 y 6 veces al día, de uno de los siguientes remedios en 5 CH y espácialo en cuanto se advierta una mejoría.

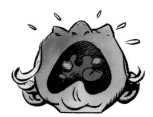

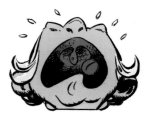

Belladonna
Garganta seca y de color escarlata u oscuro; amígdalas grandes; dolor agudo al tragar que se extiende hasta los oídos, sobre todo cuando se trata de líquidos; sed intensa a pesar del dolor.

Apis
Garganta de color rojo-rosado y brillante; dolor intenso, que se agrava con las bebidas calientes y remite con las frías; campanilla inflamada, rosa, que cuelga como un saco; a pesar de la fiebre, el bebé no tiene sed ni transpira.

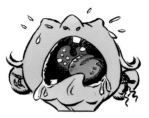

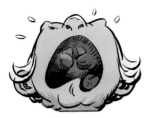

Mercurius solubilis

Garganta roja con puntitos blancos; lengua espesa, con la huella de los dientes y una capa blancuzca; salivación abundante; ganglios en el cuello; dolor al tragar que se extiende hasta los oídos.

Baryta carbonica

Anginas repetidas; amígdalas grandes; dolor intenso que se agrava al tragar; sensación de cuerpos extraños en la garganta; ganglios en torno al cuello y debajo de la mandíbula.

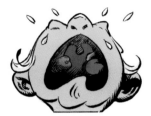

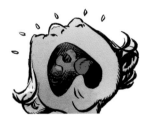

Phytolacca

Garganta de color rojo oscuro y seca; necesidad constante de beber; deglución muy dolorosa que resulta imposible en el caso de líquidos calientes; dolor que se extiende desde la garganta hasta los oídos; ganglios grandes y dolorosos a la altura del cuello; fiebre alta y abatimiento.

Lachesis

La angina empieza o está localizada en el lado izquierdo; intolerancia a las bebidas calientes; mejora con las frías.

Lycopodium

La angina empieza o está localizada en el lado derecho; intolerancia a las bebidas calientes; mejora con las frías.

Trucos y argucias

• Desde un principio se puede administrar una dosis de **Oscillo-coccinum**.

• Instalar un generador de iones negativos o un vaporizador de aceites esenciales en la habitación.

• Plantas: **Ribes nigrum D1 + Rosa canina D1 + Ajuga reptans TM** (60 ml). Administrar 20 gotas con un poco de agua todos los días.

• Aceites esenciales para desinfectar la garganta: **Thymus vulgaris thymoliferum + Thymus vulgaris carvacroliferum** (25 mg de cada uno) + **própolis** (0,15 g por cápsula).

• Tratamiento local con gargarismos: **Phytolacca + Calendula TM** (15 ml de cada una), 20 gotas con un vaso de agua.

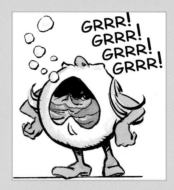

• Oligoelementos:
  – en fase aguda: **Cobre**, 4-6 veces al día.
  – para evitar reincidencias: **Manganeso-Cobre, Cobre-Oro-Plata.**

Rinofaringitis

Se trata de infecciones de la nariz y la garganta muy frecuentes en los niños pequeños, sobre todo si viven en colectividad. En realidad, el niño desarrolla su inmunidad, ya que se va a encontrar con centenares de virus.

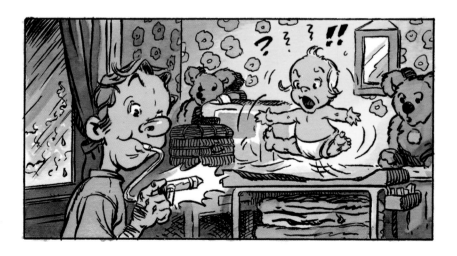

Diagnóstico

• Al bebé le gotea la nariz, tiene tos (sobre todo por la noche) y ocasionalmente fiebre.

• El flujo puede ser espeso, y el bebé tiene «la nariz tapada», o, por el contrario, muy líquido, claro, espumoso o purulento, de color amarillo-verdoso. Si es claro o espumoso, es una infección vírica, y si se torna de color amarillo o verde, se trata habitualmente de una sobreinfección provocada por un microbio.

• Pueden producirse también estornudos y lagrimeo.

• En el caso de los bebés muy pequeños, el «catarro» puede ser molesto, ya que le cuesta respirar por la boca; además, a menudo le cuesta mamar.

• Cuando se examina, la garganta está roja (*véase* pág. 143).

• La duración de una rinofaringitis puede ser de unas dos semanas.

Complicaciones

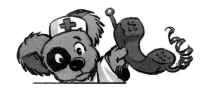

• La mayoría de rinofaringitis se curan sin dificultad, aunque pueden existir algunas posibles complicaciones:
  – La otitis es la más grave: al bebé parecen dolerle los oídos, está gruñón y la fiebre persiste: es indispensable un examen del oído.
  – La tos predomina y es cada vez más importante: puede tratarse de una bronquitis. Consulta con el pediatra.

Qué hacer y qué no hacer

• Límpiale la nariz tan a menudo como sea posible con suero fisiológico o «granions d'argent»[1]; no utilizar pomada ni aceite.

---

1. Medicamento cuyo principio activo es el nitrato de plata, utilizado sobre todo en el curso de los estados infecciosos de ORL, estados gripales y en caso de aftas bucales. *(N. del T.)*

• Humidificar bien la habitación; eso favorece una buena humidificación de las mucosas y reduce la tos: paños mojados sobre el radiador, humidificadores.

• ¡No fumes en la habitación del bebé (tabaquismo «pasivo»)!

• No le des sistemáticamente antibióticos, aun cuando tenga fiebre. La rinofaringitis es una enfermedad vírica (¡los antibióticos no actúan sobre los virus!) y en principio no necesita ningún antibiótico.

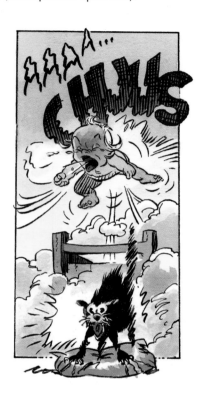

• Si, a pesar del tratamiento, los síntomas persisten al cabo de 48 o 72 horas, avisa al pediatra.

• En caso de rinofaringitis continuas, considera:
   – *un factor desencadenante*: cambio de ambiente, del equilibrio familiar... Un factor psicológico puede alterar las defensas del bebé y va a ser sensible a todos los «microbios que circulan por ahí».
   – o bien un factor ambiental:
      ~ habitación demasiado caldeada:
      no superar los 20 °C y evitar la calefacción solar;
      ~ padres fumadores:
      no fumes nunca en la habitación del bebé;
      ~ una alergia o una zona alérgica; en ese caso, suprime todas las causas que pueden agravar esa alergia: almohada o edredón de plumas, colchón de lana, peluches, tapicerías y cortinas que puedan atraer el polvo, animales (gatos, perros, pájaros...) y consulta con el pediatra para la detección y tratamiento de la alergia.
   – *una falta de hierro*: coméntalo con el pediatra.

• En caso de rinofaringitis continuas, consulta con tu homeópata.

Tratamiento
(5 CH, 3 gránulos/día)

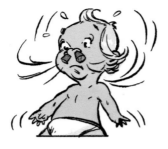

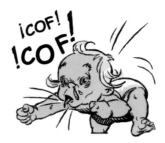

Aconit
Nariz tapada y seca al principio y luego goteo líquido e irritante; estornudos; garganta irritada; sed intensa.

Euphrasia
Goteo nasal claro, abundante y no irritante; lagrimeo irritante y ojos rojos; el bebé se encuentra peor por la mañana, por la noche y expuesto al viento y al calor; tos con expectoración.

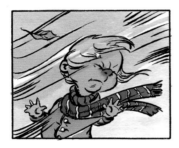

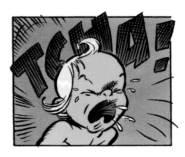

Allium cepa
El bebé ha estado expuesto al viento; goteo nasal claro e irritante; nariz roja; estornudos; se encuentra peor por la noche y expuesto al calor y mejor al aire libre; cefaleas; tos.

Naphtalinum
Coriza con muchos estornudos; goteo que le irrita los ojos y la nariz; tos ferina; asma.

Kali iodatum
Coriza, goteo líquido y muy abundante; estornudos; lagrimeo; nariz roja e hinchada; tos violenta entre las 2 y las 5 de la madrugada; sofoco.

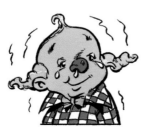

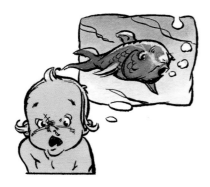

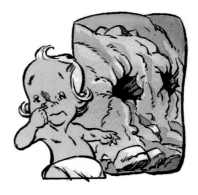

Sambucus

Nariz seca y tapada; problemas para tomarse el biberón y para dormir; tiene la boca abierta constantemente; se despierta bruscamente alrededor de la medianoche; sofoco; espiración dificultosa; tos; sudores al despertarse.

Sticta pulmonaria

Estornudos continuos; nariz tapada; sequedad extrema de la nariz con costras secas y duras; ningún goteo; necesidad constante de sonarse sin resultado alguno; dolor en la base de la nariz.

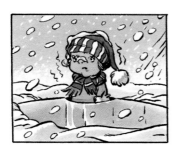

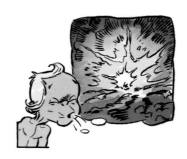

Nux vomica

Coriza; goteo nasal líquido durante el día; nariz tapada y tos seca durante la noche; estornudos al levantarse; se encuentra mejor al aire libre; prurito en los orificios nasales.

Sulfur iodatum

Rinofaringitis y anginas continuas; coriza espesa e irritante; hipertrofia crónica de las amígdalas; tos violenta con mucosidades espesas y difíciles de expulsar; administrada en 9 CH por la mañana + Pulsatilla 9 CH por la noche ayuda a acabar con la infección.

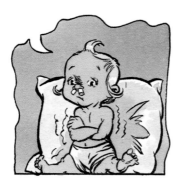

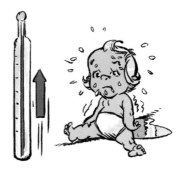

Pulsatilla

Coriza con escalofríos; nariz seca y tapada por la noche; goteo amarillo y no irritante durante el día; boca seca, aunque el bebé no tiene ganas de beber; tos seca durante la noche y con mucosidad durante el día; se encuentra peor cuando se expone al calor y mejor al aire libre.

Mercuris solubilis

Fiebre con escalofríos y sudor abundante; lengua blanca, espesa, con salivación abundante; goteo espeso y amarillento que le irrita los orificios nasales y el labio superior.

Kali bichromicum

Goteo abundante, espeso, viscoso, amarillo-verdoso; nariz tapada; los goteos forman tapones duros cuya expulsión deja la mucosa en carne viva; mucosidades faríngeas que le obligan a rascarse por la mañana; tos.

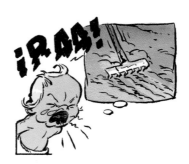

Trucos y argucias

• Por la noche, levanta la cabeza del niño con una almohada colocada debajo del colchón para favorecer la respiración.

• En caso necesario, aspirar las secreciones nasales con un aspirador nasal.

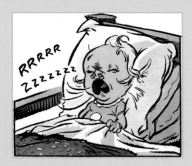

• Recuerda que la leche materna aporta al bebé anticuerpos y células de defensa que le permiten combatir las infecciones durante los primeros meses.

• En algunos casos, la leche de vaca (en caso de intolerancia) y/o una alimentación demasiado «ácida» favorecen en los niños pequeños las recaídas de las rinofaringitis.

• En la medida de lo posible, es mejor que el bebé esté en casa o en una guardería muy familiar.

• La inhalación de aire caliente y de vapor a 43 °C es eficaz para combatir los virus (el aparato se vende en farmacias).

• Durante el invierno, la **vitamina C** o un zumo de naranja todas las mañanas es un buen medio de prevención.
• Acude a tu homeópata para un tratamiento profundo.

• Aceites esenciales: tienen un reconocido efecto antiséptico. Pueden utilizarse por inhalación o bien introduciéndolos en un humidificador de aire de la habitación. Puedes emplear: **Eucalyptus citriodora** y **Eucalyptus radiata**, por ejemplo.

• Las **«gotas con esencias»** son un preparado de aceites esenciales listo para tomar (de venta en farmacias).

• Plantas: **Ajuga reptans** y **Echinacea** en tintura madre (20 gotas al día); si se administran durante todo el período crítico dan buenos resultados como prevención.

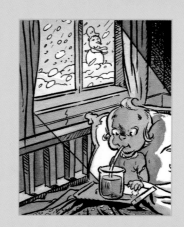

• Estimulantes inmunitarios: algunas «vacunas»: **Biostim** y **Ribomunyl** como prevención; **Thymuline** 9 CH 3 g al día durante la estación propicia.

• Complejos homeopáticos: **Oscillococcinum**, 1 dosis al principio.

• Oligoelementos:
    – al iniciarse al enfermedad: **Cobre** 4-6 veces al día;
    – como prevención (durante 3-6 meses): **Cobre-Oro-Plata, Manganeso-Cobre, Azufre, Selenio.**

Tos

La tos se debe a una irritación de las vías respiratorias: garganta, laringe, traquea, bronquios… Puede ser el síntoma que acompaña a muchas patologías. Debes saber que la tos es un fenómeno natural para despejar las vías respiratorias y, en algunas enfermedades, es importante no tratarla con medicamentos antitusivos.

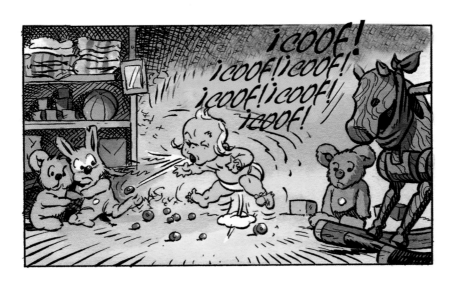

Diagnóstico

Hay que tener en cuenta:

– *el horario*: día, noche o día y noche.
– *la frecuencia*: algunas veces durante el día o la noche, a todas horas.
– *el carácter*: con mucosidad, con flemas; ronca, como un ladrido (laringitis aguda); silbante (bronquitis); a rachas, repentina (tos ferina); con el bebé acostado o cuando cambia de posición.
– *las circunstancias en que aparece*: calor, frío, humedad; contacto con algo que pueda provocar una alergia (un gato, por ejemplo); tos violenta cuando el bebé está jugando o comiendo cacahuetes. Piensa en la guardería y en las epidemias (gripe, rinofaringitis, bronquitis…).
– *los síntomas que la acompañan*: fiebre, escalofríos, sudores, estornudos, lagrimeo, goteo de la nariz, respiración dificultosa, vómitos, pérdida de apetito, problemas para tomarse el biberón, color de la tez (rosada, pálida, azul o grisácea).

Causas

Todo aquello que pueda obstruir las vías respiratorias del bebé es capaz de provocar la tos.

• Todas las infecciones víricas o bacterianas de la nariz, la garganta, la parte posterior de la garganta, las amígdalas y las rinofaringitis. Las sinusitis sólo se producen en los niños mayores.

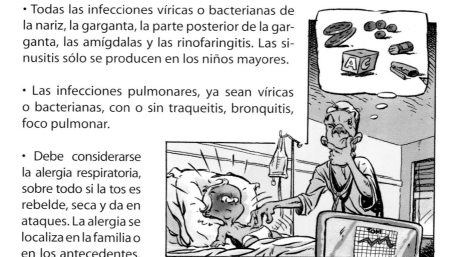

• Las infecciones pulmonares, ya sean víricas o bacterianas, con o sin traqueitis, bronquitis, foco pulmonar.

• Debe considerarse la alergia respiratoria, sobre todo si la tos es rebelde, seca y da en ataques. La alergia se localiza en la familia o en los antecedentes.

• Los cuerpos extraños en la tráquea o en los bronquios provocan tos con fiebre. Durante los días o semanas anteriores, el niño se ahoga, tiene un ataque de tos muy fuerte y luego todo vuelve a la normalidad. Algunos días o semanas después, la tos reaparece, sin síntomas de gripe ni goteo de la nariz, etc. Cualquier tratamiento que no sea quirúrgico resulta ineficaz; hay que extraer los cuerpos extraños que haya tragado: un cacahuete, una almendra, el hueso de una fruta, un botón…

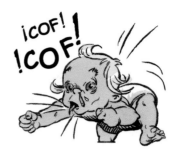

• Hay otras enfermedades, localizadas más o menos en la zona de los pulmones, que pueden provocar la tos y convertirla en crónica: consulta con el pediatra.

Qué hacer y qué no hacer

• Si la tos es seca, repetitiva y aislada, con y sin fiebre, y si se trata de un niño de más de 6 meses cuyo estado de salud general es bueno, que tiene apetito y la tez rosada: lo más habitual es que sea una infección vírica banal. Basta con tratar la fiebre (*véase* pág. 137). Puedes esperar y administrarle un tratamiento para calmar la tos.

• Si la tos es reciente, con mucosidad y se agrava cuando el bebé está acostado o cambia de posición; si hay goteo de nariz, con o sin fiebre, y en alguna ocasión vómitos cuando está tosiendo: se trata de una rinofaringitis (*véase* pág. 149).

• Si la tos aparece antes de los 6 meses o de forma repentina por tragar mal o por la posible absorción de un cuerpo extraño, o bien al bebé le cuesta respirar y tomarse los biberones, es silbante o ronca como un ladrido y se arrastra, ¡hay que consultar con el pediatra!

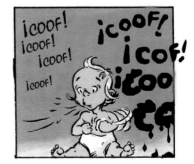

• Piensa siempre que el bebé puede tener un cuerpo extraño en los bronquios si tose sin motivo aparente.

Tratamiento

Existen muchos tratamientos homeopáticos para la tos. Aquí indicamos los más habituales. Todos estos tratamientos deben tomarse 3 veces al día con una dosis de 3 gránulos, y deberán espaciarse tras una mejoría.

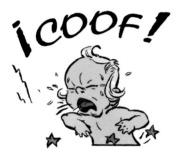

Bryonia 9 CH

Tos breve, seca, que se desencadena con el menor movimiento, al pasar del aire libre a una habitación caldeada; es dolorosa; el bebé llora y se toca el costado.

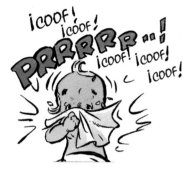

Sticta pulmonaria 5 CH

Aparece tras un resfriado; tos seca, incesante, sobre todo durante las primeras horas de la noche; necesidad de sonarse, aunque sin resultados; cefalea frontal; ambiente alérgico frecuente.

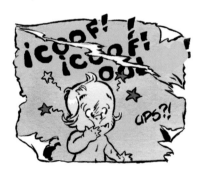

Drosera 9 CH

Tos seca, desgarradora, como un ladrido, violenta, con ataques muy seguidos (tos ferina); acompañada de náuseas y ocasionalmente vómitos; empeora después de la medianoche y con la exposición al calor; el bebé sigue tosiendo incluso acostado.

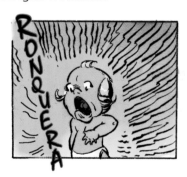

Spongia 7 CH

Tos seca e irritante; inspiración silbante; sofoco; empeora cuando el bebé está expuesto al viento, al hablar, acostado boca arriba y al tomar bebidas frías; mejora cuando bebe algo caliente; ronquera; voz ronca; sequedad de la faringe.

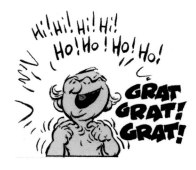

Rumex 7 CH

Tos seca, continua, fatigosa y muy dolorosa, acompañada a veces de pérdida de orina; más adelante aparecen esputos con hilillos de sangre, aunque poco abundantes; empeora al aire libre y cuando el bebé está acostado; sangra con facilidad por la nariz.

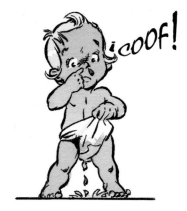

Ferrum phosphoricum 7 CH

La tos empieza siendo seca y muy dolorosa, acompañada a veces de pérdida de orina, y luego con esputos amarillos con hilillos de sangre, poco abundantes; el bebé está peor al exponerse al aire frío y acostado; sangra con facilidad por la nariz.

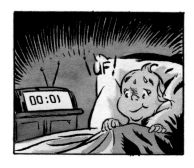

Coccus cacti

Tos repentina, tos ferina; el bebé está peor antes de la medianoche (se despierta) y por mañana al despertarse; mucosidades blancuzcas y viscosas; está peor cuando se expone al calor y mejor cuando se expone al aire fresco y cuando toma un poco de agua fría.

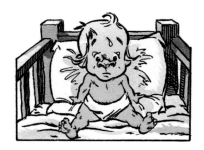

Antimonium tartaricum 5 CH

Tos espesa, sofocante, agotadora, precedida de llantos y seguida de somnolencia; respiración ruidosa; el bebé se queda sin aliento cuando está acostado y mejora al sentarse; orificios nasales dilatados; está pálido y abatido; sudores; rostro azulado y lengua blanca.

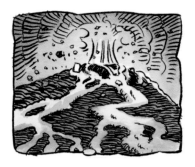

Kali bichromicum 7 CH

Tos violenta, desgarradora, con rinofaringitis (*véase* pág. 149); goteo nasal espeso, de color amarillo-verdoso, con ocasionales costras en la nariz; lengua roja, seca, brillante y agrietada; expectoración viscosa y amarillenta.

Corallium rubrum 5 CH

Tos nocturna violenta, explosiva, seguida de vómitos con abundantes mucosidades y agotamiento; durante el ataque, cara roja y pupilas dilatadas; el bebé teme exponerse al aire frío y duerme muy tapado.

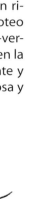

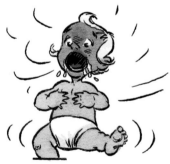

Ipeca 5 CH

Tos espesa a rachas, sofocante, con náuseas o vómitos; empeora cuando el bebé se mueve y está al aire libre; mejora cuando descansa y está expuesto al calor; lengua limpia y salivación abundante; coriza.

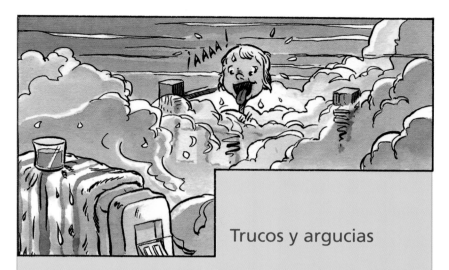

Trucos y argucias

• Humidifica al máximo las habitaciones donde se encuentre el bebé (coloca paños húmedos, y cámbialos a menudo, sobre los radiadores, salvo que sean eléctricos); los saturadores no son suficientes; humidificadores eléctricos.

• Puedes encerrarte en el baño con el bebé durante un cuarto de hora y abrir los grifos del agua caliente.

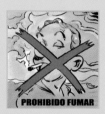

• No fumes en la habitación del bebé.

• Pasar un día en el campo puede calmar de forma duradera una tos que hasta ese momento era rebelde. Lo mismo ocurre con algunas curas termales.

• Colocar al bebé medio sentado, levantándole la cabeza con una almohada.

• En caso de tos irritante, dale bebidas azucaradas con miel (leche caliente + canela + miel).

• Aceites esenciales **Eucalyptus citriodora, Citrus Aurantium, Lavandula latifolia**, en aerosol o en supositorios. Las **«gotas con esencias»** son un preparado de aceites esenciales listo para tomar.

• Plantas: **hiedra terrestre, amapola, malva, serpol, flor de naranjo, pata de caballo** en infusión o «**Pectoflorine**».

• Complejos homeopáticos: **jarabe Stodal** (1 cucharadita 3-5 veces al día).

• Oligoelementos: **Cobre, Litio, Selenio**.

Vegetaciones

Es un problema frecuente durante la primera infancia. Se trata de una hipertrofia de un tejido linfoide que se encuentra detrás de las fosas nasales y que es el equivalente de las amígdalas y los ganglios. Este tejido cumple una función inmunológica de barrera contra las infecciones y reacciona ante cualquier infección.

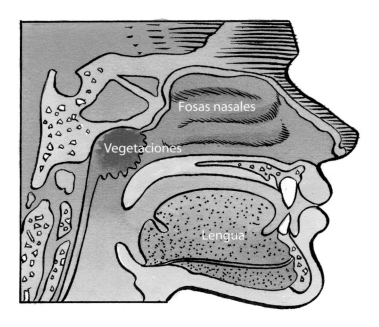

Diagnóstico

• Puede producirse una hipertrofia de las vegetaciones en los siguientes casos:

   – nariz congestionada, respiración permanente por la boca, que empeora cuando el bebé está tumbado; el niño ronca y tose durante la noche, con una tos más bien espesa, que mejora cuando se levanta o duerme con la cabeza levantada;

   – rinofaringitis continuas;

   – otitis continuas que reaparecen enseguida (el bebé está casi siempre con un tratamiento antibiótico);

   – disminución de la audición, que es síntoma de una otitis serosa, asociada a una mala ventilación de la caja del tímpano debida a una obstrucción de la trompa de Eustaquio.

Causas

• Las vegetaciones aumentan de tamaño desde el nacimiento hasta los 3-4 años; luego pueden experimentar una regresión y desaparecer entre los 6-10 años.

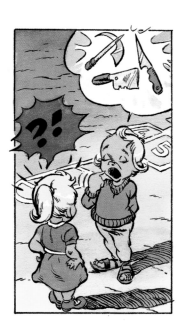

• Las vegetaciones pueden ser hipertróficas por múltiples razones: infecciones e inflamaciones continuas (rinofaringitis…), un clima demasiado húmedo, contaminación atmosférica, inhalación del humo del tabaco, una calefacción excesiva, que provoca sequedad en el aire, alergias; familias propensas a las vegetaciones, anginas, otitis…

Qué hacer y qué no hacer

• Las vegetaciones que aumentan de tamaño suponen simplemente una reacción ante el contacto con diversos agentes infecciosos: el niño debe «desarrollar su inmunidad». El recién nacido sólo posee como defensas los anticuerpos de la madre, una protección que dura entre 4-6 meses. Para desarrollar sus propias defensas, el bebé debe entrar en contacto con los virus y las bacterias. Los primeros contactos se realizan a través de la boca y la nariz. La naturaleza ha situado en estas zonas las amígdalas y las vegetaciones, que crean armas de defensa: los anticuerpos.

• A veces, una repetición demasiado importante de episodios infecciosos puede comportar una infección de las vegetaciones, que favorecerán a su vez dichos episodios.

• La ablación de las vegetaciones no supone siempre un gesto de salvación. Las vegetaciones son también un modo de defenderse de las infecciones. La ablación nunca es total; a partir de los restos se pueden encontrar formaciones hipertróficas.

• Como hemos señalado, las vegetaciones experimentan una regresión espontánea. Si al niño le gotea la nariz, pero no tiene fiebre o si tiene la nariz permanentemente tapada, aunque ningún otro síntoma, no sirve de nada operar.

• Puede ser necesario extirparlas si fallan los tratamientos homeopáticos: otitis con supuraciones repetidas, laringitis, una otitis serosa con problemas de audición.

• Tras la intervención (practicada después de un episodio agudo) siempre resulta necesario seguir un tratamiento en profundidad.

Tratamiento

En homeopatía se clasifican conjuntamente las vegetaciones y la hipertrofia de las amígdalas; es lo que se denomina «terreno adenoideo». Se trata de una hipertrofia asociada de los ganglios del cuello y de otras partes del cuerpo. *Véanse también* los capítulos: «Dolor de garganta» (pág. 143), «Rinofaringitis» (pág. 149) y «Tos» (pág. 157).

Baryta carbonica

El niño es bajito y está delgado; vientre hinchado; ganglios grandes; salivación durante la noche (la saliva empapa la almohada); pérdida de memoria y falta de atención; el bebé se muestra tímido; friolero y sensible al frío; coriza; sudor en los pies.

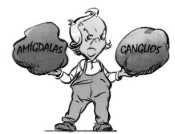

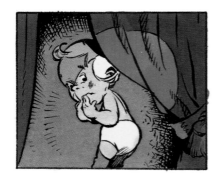
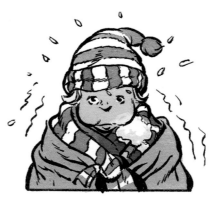

Silicea

Coriza, laringitis, bronquitis, asma crónica; amígdalas grandes que supuran a menudo; cualquier pequeña herida se infecta; hipersensibilidad al frío.

Calcarea carbonica

Amígdalas y ganglios grandes; piel pálida con venillas azules; apetito voraz; rinofaringitis, anginas, otitis y bronquitis continuas; eczemas; el bebé mejora con un tiempo seco y al aire libre.

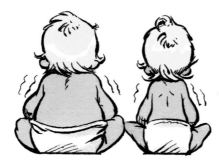
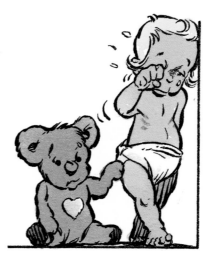

Kali bichromicum

El bebé está gordo; indolente y friolero; coriza; mucosidades espesas amarillo-verdosas que pueden formar costras; tos.

Hydrastis

Lo mismo en el caso del niño que está delgado.

Natrum muricatum

Coriza líquida con lagrimeo; catarro y asma del heno; el bebé está delgado a pesar de tener buen apetito; mucha sed; necesidad de tomar sal; piel grasa y labios secos; eczemas; herpes; rinofaringitis.

Corallium rubrum

Coriza; nariz congestionada o goteo claro; goteo nasal en la parte posterior de la garganta; irritación de los bronquios, la laringe, la garganta y la parte posterior de la nariz; tos violenta; garganta y orificios nasales sensibles al aire frío.

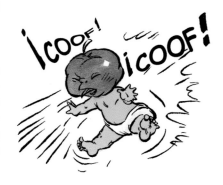

Trucos y argucias

• Las vegetaciones pueden aparecer después de las vacunas: administrar la vacuna en cuestión en dosis 7 CH, 9 CH, 12 CH y 15 CH (una dosis por semana en ese orden).

• En caso de haber abusado de los antibióticos, administrar un isoterápico del antibiótico en cuestión, como en el caso de la vacuna, junto con **Nux vomica** 7 CH (3 gránulos al día durante un mes).

• Curas termales.

• Litoterapia: **Azufre nativo** D8, 1 amp./día, 2 curas de 3 meses/ año.

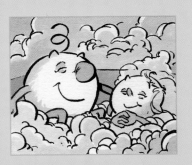

• Plantas: **Rosa canina** D1 **y Ribes nigrum** D1, 2 gotas al día.

• Oligoelementos: **Manganeso-Cobre, Cobre-Oro-Plata.**

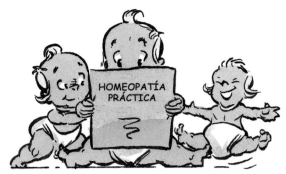

Índice de tratamientos

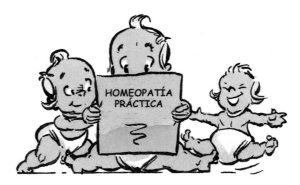

Bibliografía

Dr. Antier, *Maux d'enfants*, Denoël Éd.

Bacus, Dr. Darnaud, *Les idées reçues sur les enfants*, Guide santé Hachette.

Dr. Berthoud, *Alimentation de l'enfant*, Éd. Vivez Soleil.

Dr. Charette, *La matière médicale expliquée*, Librairie Le François.

Dr. Cyrulnik, *Les nourritures affectives*, Odile Jacob Éd.

Dr. Dolto:

—, *La causa de los niños*, Paidós Ibérica.

—, *Lorsque l'enfant paraît*, Seuil Éd.

—, *Psychanalise en pédiatrie*, Seuil Éd

Dr. Duprat, *Traité de matière médicale homéopathique*, J. B. Baillière Ed.

Pr. Gallet, Dr. Valleteau de Mouillac, *Maman écoute!,* Les éditions du généraliste.

Dr. Grandgeorge:

—, *El remedio homeopático*, RBA.

—, *L'homéopathie exactement*, ÉdiComm Éd.

Dr. Hahnemann, *Organon del arte de curar*, Miraguano Ediciones.

Dr. Imhauser, *Manuel d'homéopathie pratique en pédiatrie*, Le Courrier du Livre.

Dr. Jouanny, *Nociones fundamentales de terapéutica homeopática*, Ediciones Boiron.

Dr. Kent, *Répertoire*, Broussalian.

Dr. Lernout, *Homéopathie et biothérapies appliquées aux enfants*, Similia Éd.

Dr. Lumbroso & Dr. Rossant, *Votre enfant*, Robert Laffont Éd.

Dr. Marceau, *Psychiatrie homéopathique*, Doin Éd.

Dr. Pham Quang Chau, *Acupunture chez l'enfant*, Masson Éd.

Dr. Poncet, *Homéophatie pédiatrique*, Boiron Éd.

Dr. Valette, *Homéopathie infantile*, Maisonneuve Éd.

Dr. Vannier & Dr. Poirier, Précis de matière médicale homépàthique. Doin Éd.

Dr. Voisin, Thérapeutique et répertoire homéopathique du praticien, Maloine Éd.

Dr. Zissu, Matière médicale homéopathique, Peyronnet Éd.

Índice